校企合作民航服务类教材
互联网+新形态立体化教材

航空急救实务

赵乐园　主编

电子工业出版社
Publishing House of Electronics Industry
北京·BEIJING

内 容 简 介

本书紧紧围绕职业教育培养目标，遵循职业教育教学规律，在内容选择上以满足民航业对急救的要求为出发点，系统介绍航空急救基本知识、急救基本技能、机上常见病症处理，做到理论"必需、够用"、实践"团队、适用"；在编写时，注重引入民航救护真实案例，每个部分都配有任务实施和随堂检测，便于学生巩固和提高。全书配有大量插图和视频，便于学生对知识的理解。

本书可作为中等和高等职业学校航空服务、空中乘务和空中安全保卫等专业的教学用书，也可以供民航相关从业人员培训、参考使用。

未经许可，不得以任何方式复制或抄袭本书之部分或全部内容。
版权所有，侵权必究。

图书在版编目（CIP）数据

航空急救实务/赵乐园主编. —北京：电子工业出版社，2024.1
ISBN 978-7-121-47056-1

Ⅰ.①航… Ⅱ.①赵… Ⅲ.①航空航天医学－急救－教材 Ⅳ.①R851.7

中国国家版本馆 CIP 数据核字（2024）第 005747 号

责任编辑：王艳萍
文字编辑：杜　皎
印　　刷：中煤（北京）印务有限公司
装　　订：中煤（北京）印务有限公司
出版发行：电子工业出版社
　　　　　北京市海淀区万寿路 173 信箱　邮编：100036
开　　本：787×1092　1/16　印张：9.5　字数：240 千字
版　　次：2024 年 1 月第 1 版
印　　次：2024 年 1 月第 1 次印刷
定　　价：48.00 元

凡所购买电子工业出版社图书有缺损问题，请向购买书店调换。若书店售缺，请与本社发行部联系，联系及邮购电话：(010) 88254888，88258888。
质量投诉请发邮件至 zlts@phei.com.cn，盗版侵权举报请发邮件至 dbqq@phei.com.cn。
本书咨询联系方式：(010) 88254609 或 hzh@phei.com.cn。

前言

保障旅客的安全是民航乘务员的首要职责。习近平总书记多次强调，安全是民航业的生命线，任何时候、任何环节都不能麻痹大意，民航主管部门和有关地方、企业要牢固树立以人民为中心的发展思想，正确处理安全与发展、安全与效益的关系，始终把安全作为头等大事来抓。在航空运输快速发展、航空旅客运输量不断增长的形势下，了解航空环境对人体的影响，掌握基本急救技能，正确处置客舱突发病症，是民航乘务员必备之素养。

本教材编写组查阅了《民航乘务员国家职业技能标准》与"1+X"空中乘务职业技能等级认证的相关要求，结合国内各大航空公司客舱乘务员手册，从航空急救基本知识、航空急救基本技能、机上常见病症处理三个方面全面介绍了民航乘务员的急救职责、客舱急救设备配置、常见病症和机上重急症的处理等知识，旨在通过系统的讲解，让空乘专业学生对民航乘务员急救职责有清晰的认知，深刻理解民航"敬畏生命、敬畏规章、敬畏职责"的内涵，助力建设知识型、技能型、创新型民航人才队伍。

本教材具有以下特色。

1. 编写主体多元，立足职业，校企合作

本教材编写充分考虑课程教学目标和民航服务岗位的需求，重视教材的职业属性，强调内容的系统性、专业性和实践性。参与编写教材的有高校的专业教师赵乐园、翁静，也有具备丰富民航飞行经验的北京广慧金通教育集团专业教师林存炜、王龙飞。其中，赵乐园负责本教材内容结构、编写原则的确定和项目一的撰写，林存炜、王龙飞分别参与项目二、项目三的撰写，翁静负责全书的统筹工作。

2. 教、学、练、做一体，以项目为导向，以任务驱动

本教材的编写采用"以项目为导向，以任务驱动"的编写模式，将每个项目分成若干任务，每个任务有明确的学习目标（知识目标、技能目标、素质目标）、知识讲解、民航担当、任务准备、任务实施、任务评价、随堂检测等内容，教、学、练、做一体，充分体现职业和教育的结合，理论"必需、够用"、实践"团队、探究"，一方面符合学生的学习特点，另一方面能够培养学生的自主探究和团队协作能力。

3. 关注思政元素，民航精神穿插全书

本教材围绕"忠诚担当的政治品格、严谨科学的专业精神、团结协作的工作作风、敬业奉献的职业操守"这一当代民航精神，在教学目标中设置素质目标，选用案例均为民航急救真实事件，用真人真事传递真知真情，在任务实施和任务评价中注重民航信念和民航品格的养成。

4. 重新形态学习，图文并茂，配置微课

本教材内容丰富，全面涉及客舱各种急救类型，通过大量直观的图片和恰当的文字描述，对民航客舱急救知识与技术进行讲解，帮助学生更加清晰地掌握重点内容。同时，本教材紧随时代发展潮流，配置大量的微课视频，学生用手机扫描二维码，即可观看学习。随堂微课扩充了教学方式，使教师授课更加高效，丰富了学生的学习体验，让学生学习更加轻松。

本教材由赵乐园担任主编。在编写过程中，编写组参阅了大量同行专家的有关著作，并从网络上获取了最新资料，在此向这些资料的作者表示衷心的感谢！由于编写组水平有限，教材中疏漏和不足之处在所难免，敬请各位专家、各院校教师和同学们不吝指正赐教，我们将认真对待，及时修正。

《航空急救实务》编写组

2023 年 12 月

目 录

项目一　航空急救基本知识 ·· 1

　　任务一　认识民航乘务员急救职责 ·· 1
　　任务二　了解航空环境及其对人体的影响 ·· 9
　　任务三　掌握航空急救设备的使用 ··· 22

项目二　航空急救基本技能 ··· 32

　　任务一　正确评估和测量生命体征 ··· 32
　　任务二　掌握外伤救护四大技术 ·· 45
　　任务三　掌握心肺复苏术 ·· 71

项目三　机上常见病症处理 ··· 86

　　任务一　常见航空性病症处理 ··· 86
　　任务二　常见外伤和意外应急处理 ··· 97
　　任务三　机上常见一般病症应急处理 ·· 109
　　任务四　机上常见急危重症及死亡应急处理 ·· 115
　　任务五　机上流产与分娩处理 ·· 132
　　任务六　机上突发公共卫生事件处理 ·· 139

项目一　航空急救基本知识

任务一　认识民航乘务员急救职责

知识目标

1. 了解航空急救的重要意义。
2. 了解各级乘务员的急救职责。
3. 熟悉机上急救的一般原则和程序。

技能目标

具备发现患病旅客后协调开展急救工作的能力。

素质目标

1. 树立航空医疗急救意识，培养在工作中临危不惧、团结协作的职业素养。
2. 树立"敬畏生命、敬畏规章、敬畏职责"的意识，践行新时代民航精神。

任务导入

据统计，从2021年1月到9月，海南航空成功处置机上急救事件173起。之所以能够取得这样的成绩，是因为海南航空曾举办无数次急救知识培训和演练，这使得海南航空空勤人员在面临紧急情况下能迅速反应，沉着应对，以扎实的业务和丰富的爱心化解一次次危机。一直以来，海南航空大力弘扬和践行当代民航精神，以"敬畏生命、敬畏规章、敬畏职责"的精神内核，以安全可靠、科学高效的运行保障能力，坚守安全红线，以实际行动守护每一位旅客平安出行。

【思考】民航乘务员必须掌握哪些基本的航空急救知识？

知识导图

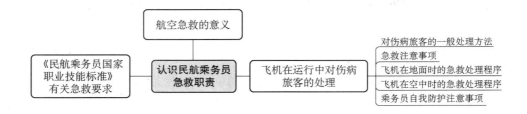

知识讲解

一、航空急救的意义

近年来,航空运输快速发展,航空旅客运输量不断攀升,航班飞行中旅客突发疾病事件数量也呈逐年上升趋势。

飞机机舱内现场急救条件有限,远离医疗救治机构,现场往往没有专业医务人员,而返航和备降需要时间,如旅客突发疾病或发生意外事故,民航乘务员提供基础的救护就很有必要。

需要指出的是,民航乘务员在机上处理旅客需要急救的情况时,不是诊断旅客的病情或进行预先治疗,而是在专业医务人员抵达前提供必要的基本处理,包括心理支持。航空急救的主要目的是"保存生命,减轻痛苦,防止病情或伤势进一步恶化,促进复原"。

二、《民航乘务员国家职业技能标准》有关急救要求

为适应社会发展和科技进步的客观需要、立足培育工匠精神和精益求精的敬业风气,人力资源和社会保障部联合中国民用航空局组织有关专家制定了《民航乘务员国家职业技能标准(2019年版)》。该标准以职业活动为导向,以职业技能考核为核心,对民航乘务员的职业活动内容进行了规范、细致的描述,突出了对客舱安全的要求。

本职业共设立五个等级,分别是五级(初级工)、四级(中级工)、三级(高级工)、二级(技师)、一级(高级技师)。每个等级对应的应急医疗处置知识和技能要求如表1-1所示。

表1-1 民航乘务员国家职业标准

职业等级	工作内容	技能要求	相关知识
五级	应急医疗处置	1. 能判断和处理由机舱内压力变化等原因引起的压耳及晕机等不适应症状 2. 能实施心肺复苏	1. 机上常见病处置方法 2. 心肺复苏相关知识
四级	应急医疗处置	1. 能处置晕厥、癫痫等病症 2. 能实施止血、包扎、固定、搬运等外伤急救	1. 晕厥、癫痫等病症处置要求 2. 机上急救设备使用方法 3. 外伤急救基本技术

续表

职业等级	工作内容	技能要求	相关知识
三级	应急医疗处置	能处理痢疾、流行性疾病等传染病	传染病种类、症状及预防措施
二级	应急医疗处置	1. 能处置机组或乘务组人员失能事件 2. 能处置气道堵塞、脑出血等应急医疗事件 3. 能处置机上死亡事件 4. 能填写机上急救等紧急事件报告单	1. 机组或乘务组人员失能处置程序 2. 气道堵塞、脑出血等应急医疗事件处置方法 3. 重大事件报告规定及程序 4. 机上死亡事件处置方法 5. 机上急救等紧急事件报告单填写规定
一级	突发事件处置	能指挥乘务员在突发医疗事件中有序开展工作	应急医疗知识

三、飞机在运行中对伤病旅客的处理

在飞机上面对遭到意外损伤或突然发病的旅客，乘务员应保持镇静，正确并迅速有效地处理紧急情况。

（一）对伤病旅客的一般处理方法

（1）在办理登机手续时，发现旅客身体、精神健康状态不符合航空运输的要求，值机、地面工作人员或民航乘务员应劝导旅客不要登机；如果劝导无效，就应要求旅客或其陪同人员填写《特殊旅客乘机申请书》，并要求其在免责声明上签字，航后上交相关部门。

（2）在起飞前，旅客或机组成员出现严重疾病或受伤，应由机场医务人员在地面进行处理。

（3）在飞行中，旅客或非直接参与飞机操作的机组成员出现严重疾病或受伤，乘务组在进行必要救护的同时，应及时在旅客中寻求专业医务人员的协助。

（4）旅客或机组成员病情或伤势严重而需要急救时，乘务员应告知飞行组通告空中交通管制部门，并视情况在就近合适的机场着陆。机组成员出现严重疾病或受伤，不能满足机组定员最低配置时，飞机不得起飞。

（5）因救护需要得在就近合适的机场着陆时，机组应向旅客说明或解释。

（6）乘务组应确认并向机长报告伤病旅客的所有手提行李物品都已被提取离机。

（7）机长应通过地面工作人员确认伤病旅客的所有交运行李已被提取并离机。

（8）伤病旅客是否死亡应由机场医务人员或具备资格的医疗机构认定，待其确认后，航空公司值机、地面工作人员或机组成员应立即将有关信息报公司运行风险控制中心。始发站、经停站、到达站公司工作人员和机组成员，应书面汇报事件处理经过。

（二）急救注意事项

（1）识别伤病情况并提供急救帮助。维持舱内秩序，保持镇定，不要让其他旅客围观。

（2）除非绝对必要，否则不要移动旅客，让旅客保持最适合病情或伤情的体位进行伤势评估和救治。

（3）不要忽视旅客对有关疾病或伤痛的抱怨。

（4）进行急救时，考虑到机舱是特定空间，应提供最舒适的环境。

（5）只有在告诉旅客或陪同人员并得到对方同意或默认后，才能给其服用口服药。

（6）一般情况下，乘务员不得为旅客进行皮下注射。

（7）进行急救时，观察旅客的生命体征。

（8）注意避讳，在讨论旅客的病情时避开患者及周围旅客，谢绝旅客中的媒体人员采访。

（9）有旅客表明医生身份并主动提供帮助，需要查看相关证件确认身份并仔细查看其所属科室。

（10）乘务员不得让患者单独与机上救援者待在一起，直到地面医生或合格的航空公司代表来到后，才可离开。

（11）将情况及时报告机长。

> **知识小贴士**
>
> **医务人员资质问题**
>
> 在机上遇紧急事件呼叫医务人员时，旅客中的医务人员没有带资质证书是较为常见的，但在现实中敢于出面帮助患者的人，一定是敢于承担责任、能解决患者问题的人。乘务员在进行急救时，首先要挽救旅客生命，然后填写事故报告单，再追踪医务人员的医学背景。

（三）飞机在地面时的急救处理程序

（1）及时报告机长，并通过广播寻求机上旅客中医务人员的帮助或联系地面医疗部门。若情况严重，应在征得伤病人员（或其监护人）同意的情况下，联系地面医疗部门派出救护车，送其去医院治疗。

（2）记录伤病人员的详细资料，如姓名、国籍、年龄、性别、职业、身份证号码、家庭住址及联系电话等。

（3）寻找现场空勤人员，写见证材料。需要注意的是，伤病人员有责任或有部分责任的，应在见证材料中提及其责任。

（4）寻找旅客中的现场证人或事件有关责任人，写见证材料，一般为靠近伤病人员的2~3名旅客。对事件负有全部或部分责任的有关人员，在见证材料中应提及其责任。

（5）旅客按医生意见不能乘机或旅客要求取消旅行，按航班少乘客处理。乘客（包括取消旅行的旅客陪伴人）客票经签注后按非自愿变更或非自愿退票办理。如果旅客取消旅行，而且病情严重，就应征得旅客同意，留下同行人员照料。如果医生建议旅客不能乘机而其坚持乘机或拒绝航班所属航空公司安排的治疗，就应要求旅客留下书面意见，说明旅客自己要求乘机或拒绝治疗，若发生意外则其放弃对航空公司的索赔要求。

民航担当

机上急救暖人心

2021年9月3日晚，从成都飞往北京的海南航空HU7548航班正在等待起飞指令，乘务组如往常一样忙碌且有序地做着起飞前的最后准备。突然，机上响起寻找医务人员的广播："现在飞机上有位旅客身体不适，如果哪位旅客是医生或护士，请马上与乘务员联系！"

原来，航班区域乘务长倪乐正在后舱忙碌时，一位年轻旅客脚步不稳地向她走来，嘴里呢喃着："乘务长，我……我浑身无力，冒虚汗，还有点喘不上气。"倪乐赶紧搀扶他坐到乘务员座椅上，关切地问道："先生，您从什么时候开始难受？是否用餐？前一天是否休息充足？"旅客虚弱地表示自己最近都没有休息好，上飞机前就感觉难受，所以一直没有吃东西。倪乐听后，担心旅客因没有就餐而更加虚弱，便将预备的优酸乳打开让他饮用，以补充糖分。这时旅客面带痛苦地问道："乘务长，我能否终止行程？"看到旅客这个情况，倪乐马上将情况报告给客舱经理刘阳。刘阳快速判断后，立即让倪乐广播寻找医务人员协助，并同步向机长汇报旅客的情况。

倪乐立即通过客舱广播寻找医务人员。此刻，飞机上正好有来自四川大学华西医院的医务人员。在得知旅客有点胸闷、无力、冒冷汗后，医务人员立即开始检查旅客的心率、脉搏并询问病史，初步判定为低血糖发作，推测可能是由缺乏休息所致。经过补充糖分后，旅客的情况逐渐好转，但仍感到胸闷不适。飞机上的医疗检查设备有限，在医生建议下，旅客决定下飞机前往医院进行检查和治疗。

倪乐为旅客整理好行李，与客舱经理刘阳一同将旅客护送到舱门，并向等待在舱门口的机场医生详细介绍了旅客的情况。机场医生了解完情况后，立即陪同旅客前往附近医院就医。最终，旅客在及时、准确的救护下，很快恢复了健康。

当在飞行过程中有旅客发生意外伤病情况时，乘务员应迅速反应、准确判断，及时采取相应的急救措施，尽力给予旅客最大的帮助。

（四）飞机在空中时的急救处理程序

（1）在机上广播寻求旅客中医务人员的帮助。

（2）立即进行急救，在医务人员未到之前或机上无医务人员时，应按急救箱内所附的"急救指导"或相应的指导手册进行急救。

（3）使患者尽量舒适。

（4）根据情况决定是否让患者吸氧。

（5）记录旅客详细资料，如旅客身份、发病情况或主要症状（包括处理及效果），落地后是否需要担架或轮椅等搬运工具，是否要救护车或医务人员到场。

（6）及时报告机长并给出下列信息：医生的姓名和证件，旅客的姓名、性别、年龄和地址，旅客的目的地，着陆后需要的医务帮助种类，旅客的症状，包括有无知觉。

（7）经机长同意，可采取记录和旅客签名的方法，了解事件经过或患病旅客附近两三位旅客的姓名和家庭地址。患病旅客应提供身份证或其他有效证件。

（8）完成以上步骤，填写紧急医学事件报告单。

表1-2所示为中国国际航空股份有限公司机上紧急事件（含医学事件）报告单。

表 1-2　中国国际航空股份有限公司机上紧急事件（含医学事件）报告单

航班员：		日期：		飞机号：		出发站：		到达站：		备降地：	
类别一：	□受伤		□疾病		□中毒		□死亡		□其他		
类别二：	□机上扰乱行为		□非法干扰行为								
类别三：	□紧急撤离　□烟雾/火警　□危险品泄漏　□释压　□滑梯包脱落或滑梯展开　□人为原因导致设备损坏 □其他										

旅客姓名	座位号	性别	年龄	电话	国籍	证件号	联系地址

事件起因及经过：

处置措施/结果：

紧急医学事件 处理人员信息	医务人员 （有/无）	签名	执业类别	电话	联系地址

请示航管部门 （有/无）	使用急救箱 （有/无）	使用机载降频仪 （有/无）	使用应急医疗箱 （有/无）	使用应急医疗箱内药品名称

见证旅客姓名	座位号	电话	国籍	证件号	联系地址

证言：

签字：

见证乘务员姓名		电话		员工号	

证言：

签字：

带班乘务长签名：		部门：		电话：	
机长签名：		部门：		电话：	
地面工作人员签名：		部门：		电话：	
患者随身行李（有/无）		件数：			

此报告单共计四联：第一联交本单位客舱安全管理部门；第二联（如涉及报告单中类别一的紧急医学事件）交航卫部门；第三联（如适用）交地面工作人员；第四联交带班乘务长保留。文字叙述可另加附页。

注：此报告单应详细填写并在事件发生后 24 小时内上报。报告单内信息仅限于紧急事件处置使用，不得随意泄露。各单位客舱安全管理部门须将此报告单保存 24 个月。

民航担当

高空急救显担当

2021年8月20日8点10分,在从天津飞往庆阳的GS7879航班上,17排A座的旅客呼叫乘务员,称自己有癫痫病史,可能要发病。乘务员及安全员第一时间赶到旅客身边,并向机长报告情况。

8点35分,旅客癫痫发作,口吐白沫,乘务组立即报告机长,通过广播寻找医务人员。为紧急救治旅客,乘务组在寻找医务人员的同时将旅客从座位上抱下来,让其平躺在地毯上,为其采取了急救措施。后来,旅客中的一名护士也参与到救治中。经过5分钟的急救,旅客开始恢复意识。在确认旅客状态后,乘务组开启氧气瓶,让旅客吸氧,并时刻监控旅客状况。

本着敬畏生命的原则,机长决定备降石家庄机场,并立即通知地面单位协调机位,提前准备好救护车等资源,为救治旅客争取宝贵时间。9点1分,飞机平安备降石家庄机场。在机场急救人员上机为旅客诊查后,乘务员及安全员配合医务人员将旅客抬下飞机,送上了救护车。

"敬畏生命、敬畏职责、敬畏规章"应当是民航人的共同信念。只有掌握好急救知识和技能,才能在实际工作中有信心、有能力保证每位旅客的生命安全。

(五)乘务员自我防护注意事项

机上急救有可能面对气流颠簸、火灾、暴力伤害、劫机、炸机、传染病等各种突发事件。实施急救时应先评估现场环境,排除危险因素,保障自身安全,防止交叉感染,防止二次意外伤害的发生。

(1)避免皮肤或嘴巴直接接触血液和伤口等,建议使用手套、塑料袋、清洁纱布或餐巾等。如果机组人员在进行急救时接触了任何体液,被接触的机组人员和乘务长就应报告该事故。

(2)若备有口罩,请戴好口罩,预防感染。

(3)急救时擦拭过患者体液(血液、呕吐物、尿液等)的敷料和毛巾等应统一收集在专用垃圾袋内,交给地面检疫部门处理。如果怀疑患者有传染病,就应使用机上"卫生防疫包"来收集、隔离、清洁被体液污染的物品。

(4)急救后应尽快洗手。

工作任务

掌握民航乘务员急救职责。

任务准备

1. 组建团队,全班同学分成若干乘务组(5~6人为一组),各组选拔乘务长一名,并确定乘务组组名和口号(表1-3)。

表1-3 乘务组名单

班级		乘务组组名	
乘务组口号			
序号	岗位	姓名	学号
1	乘务长		
2	1号乘务员		
3	2号乘务员		
4	3号乘务员		
5	4号乘务员		
6	5号乘务员		

2. 复习民航乘务员急救职责内容和两个"民航担当"案例。

3. 各乘务组组内总结民航乘务员急救职责,并结合急救流程对两个案例进行分析,每个乘务组选1~2名同学发言。

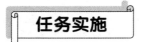

分享交流

1. 以结构图形式展示民航乘务员职责。
2. 两个案例呈现的急救流程有哪些?哪些环节没有呈现?
3. 有哪些类型伤病的人不适合乘机?

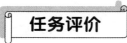

任务评价主要从学习态度、各组代表展示的作品、各小组成员沟通协作、参与讨论主动性几个方面进行评价,详细内容如表1-4所示。

表1-4 任务实施评价表

班级		姓名		分值	得分
评价项目	评定标准				
学习态度	学习态度认真,积极主动,方法多样			10	
职业素养	热爱空中乘务工作,体现较强的敬业精神,有较强的服务理念和服务意识,有良好的职业习惯			10	
协调能力	与小组成员、同学之间能交流合作,协调工作			10	
急救职责	能准确理解民航乘务员急救职责			15	
不适合乘机的伤病类型	能准确理解并简述不适合乘机的伤病类型			15	
工作完整	能按时完成任务			10	
要领掌握	项目知识点理解准确			15	
展示汇报	思路清晰,能准确表达,汇报工作成果			15	
合计				100	
综合评价	自评(20%)	小组互评(30%)	教师评价(50%)	综合得分	

随堂检测

扫码检测

任务二　了解航空环境及其对人体的影响

知识目标

1. 了解航空环境及其对人体的影响。
2. 熟悉不适合乘机的人群。

技能目标

在实际工作环境中有效预防航空疾病。

素质目标

1. 树立航空医疗救助安全意识，培养在工作中临危不乱的职业素养。
2. 学习英雄机组忠诚担当、忠于职守的政治品格和职业操守。

任务导入

2018年1月7日，东航MU576班机于当地时间8点52分从东京羽田机场起飞。飞机起飞30分钟后，一名仅17个月大的中国籍女婴因耳朵疼哭闹，家属担心中耳炎发作。东航机组第一时间了解情况，在征询家属意见后，机长决定返航，以利于婴儿救治。飞机刚刚起飞不久，自重较大，为了保障降落安全，东航机长驾飞机在空中盘旋近30分钟以消耗燃油，并通知东京机场做好相关救护准备，安排救护车等待。飞机于当地时间9点47分在东京羽田机场平安降落，东航地面工作人员陪伴婴儿和家属下机接受救治，同机的130多名旅客表示理解。飞机在重新加油后，于当地时间11点15分再次起飞，并于北京时间13点20分抵达上海浦东机场。据悉，东航驻东京羽田机场的地面工作人员反馈，婴儿和家属下飞机后情绪平稳，婴儿母亲和祖母带着婴儿留在东京看病。

【思考】家属为什么怀疑女婴中耳炎发作？这和乘机有关系吗？

知识导图

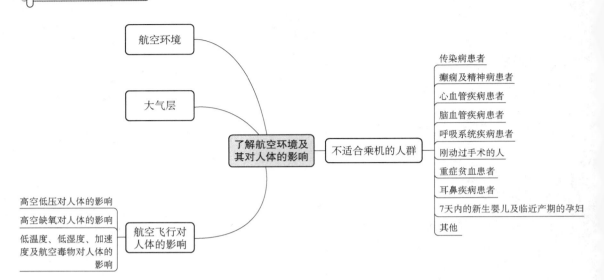

知识讲解

一、航空环境

航空环境指航空人员驾驶航空器,在空中活动时的大气环境及飞机座舱内的人工环境。随着飞行高度的升高,在地心引力和大气气体分子动能的综合作用下,我们周围的大气物理特性会发生变化,对旅客和机组人员的健康产生一定的影响。

> **知识小贴士**
>
> **什么飞行活动称为航空?**
>
> 人类在大气层中的飞行活动称为航空。
>
> 著名科学家钱学森认为,人类飞行活动可分为航空、航天和航宇三个阶段:航空是在大气层内活动;航天是飞出大气层,在太阳系内活动;航宇是飞出太阳系,在广袤无垠的宇宙中航行。航空主要使用的是吸气式发动机,只携带燃烧剂,靠吸进空气燃烧,从而输出动力。

二、大气层

大气层,是指包围地球表面并随地球旋转的空气层,是因重力关系围绕地球的一层混合气体,是地球外部的气体圈层,包围着海洋和陆地。

大气层的主要成分：氮气占 78.1%，氧气占 20.9%，还有少量的二氧化碳、稀有气体（氦气、氖气、氩气、氪气、氙气、氡气）和水蒸气。大气在没有污染的情况下是透明、无色、无味、无臭的。

大气的功能首先是支持生命，为机体提供氧气。氧气是人体维持正常生理活动、进行体内新陈代谢、维持生命必需的。其次，大气对人类生命有重要的保护作用，大气可滤除宇宙辐射和太阳辐射中的紫外线，降低流星侵袭造成的危害。

大气层分为以下五层。

（一）对流层

对流层在大气层的最下层，紧靠地球表面，其厚度为 10～20 千米。对流层的大气受地球影响较大，云、雾、雨等现象都发生在这一层内，水蒸气也几乎只在这一层内存在。这一层的气温随高度的增加而降低，大约每升高 1 千米，温度下降 5～6℃。动植物的生存、人类的绝大部分活动在这一层内。因为这一层的空气对流很明显，所以称对流层。

（二）平流层

在对流层上面，直到高于海平面 50 千米这一层，气流主要表现为水平方向运动，对流现象减弱，这一大气层叫作"平流层"，又称"同温层"。这里基本上没有水汽，晴朗无云，很少发生天气变化，适于飞机航行。在 20～30 千米高处，氧分子在紫外线的作用下，形成臭氧层，像一道屏障保护地球上的生物免受太阳高能粒子的袭击。

知识小贴士

飞机为什么多在平流层飞行？

目前大型客机大多飞行于此层，以增加飞行的稳定度，有以下 4 个原因。

1. 能见度高

地球大气的平流层水汽、悬浮固体颗粒、杂质等极少，天气比较晴朗，光线比较好，能见度很高，便于高空飞行。

2. 受力稳定

平流层的大气上暖下凉，大气不对流，以平流运动为主，飞机在其中受力比较稳定，便于飞行员驾驶飞机。

3. 噪声污染小

平流层距地面较高，飞机绝大部分时间在其中飞行，对地面的噪声污染相对较小。

4. 安全系数高

飞鸟飞行的高度一般达不到平流层，飞机在平流层中飞行比较安全。当然，在飞机起飞和着陆时，要想方设法驱赶开飞鸟才更为安全。

（三）中间层

中间层是平流层顶部与 85 千米高度之间的大气层。该层内物质以氮气和氧气为主，臭氧含量低，几乎没有臭氧；同时，能被氮气、氧气等直接吸收的太阳短波辐射已经大部分被上层大气吸收,所以温度垂直递减率很大,对流运动强盛。中间层顶部附近的温度约为190℃,空气分子吸收太阳紫外辐射后可发生电离,夏季黄昏时在高纬度地区有夜光云出现。

(四)暖层

暖层最突出的特征是,当太阳光照射时,太阳光中的紫外线被该层中的氧原子大量吸收,因此温度升高,故称暖层。因为暖层的大气受太阳辐射,温度较高,气体分子或原子大量被电离,复合概率又低,所以又称电离层。该层能导电,反射无线电短波。60千米高度以上的整个地球大气层氧原子和氮原子都处于部分电离或完全电离的状态。完全电离的大气区域称磁场,距地球表面100~800千米。

(五)散逸层

散逸层在暖层之上,由带电粒子组成。其延伸至距地球表面1000千米处是地球大气与宇宙的过渡层。这里的温度很高,可达数千摄氏度;大气已极其稀薄,其密度为海平面空气的一亿亿分之一。

大气层的五个层次如图1-1所示。

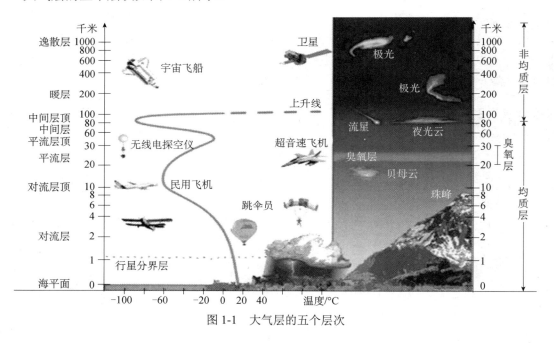

图1-1 大气层的五个层次

三、航空飞行对人体的影响

飞机在起飞、飞行、降落过程中存在大气压力(以下简称"气压")、温度、气体成分等多方面的变化,这些变化会对航空飞行安全、客舱旅客和机组人员的健康造成一定的影响。

(一)高空低气压对人体的影响

在一定范围内,高度越高,气压越低。例如,在5.7千米的高度,气压是地面气压的1/2;在1万米高度,气压约是地面气压的1/4。气压变低会对人体产生多种影响。低气压对人体的影响，主要表现为缺氧、减压病和胃肠胀气。相对来讲，年龄大、身体肥胖、呼吸系统和循环系统发生功能障碍、肌肉运动多或体力活动较多者，高空减压病的发病率较高。

1. 减压病

环境空气压力的急速改变，可以在人体内的封闭腔和半封闭腔内造成压差，从而使中耳和肠胃等部位产生疼痛。

（1）高空气体栓塞症。

高空气体栓塞症，是指高空环境气压降低到一定程度时，人体体液中溶解的气体（以氮气为主）游离出来并形成气泡群所导致的病症。

在飞机上升高度超过8千米时，气压快速降低，若此时增压座舱失去气密性，或增压座舱性能不符合要求导致余压较小，或增压舱结构损坏等，舱内人员将直接暴露于低气压环境中，原来溶于血液、组织液和脂肪组织中的气体（氧气、二氧化碳和氮气等）会迅速游离于血管内外，形成气泡。氧气和二氧化碳是生理学上的活泼气体，可以再次溶于体液内被吸收，而氮气为生理学上的惰性气体，在体液内溶解迟缓，因此会在血液和组织液内形成很多微气泡或融合成大气泡，压迫肌肉、骨骼、脂肪组织，从而引起疼痛。

氮气析出的部位不同，所导致的主要症状也不同，如表1-5所示。

表1-5 氮气析出的主要症状

氮气所在部位	主要症状
皮下	皮下气肿
肌肉、肌腱、韧带内	关节和关节周围肌肉疼痛，皮肤出疹、刺痛、发痒，常见于膝、肩、肘、腕、踝等关节
局部血管内	局部缺血和梗死，常见于股骨头、胫骨和髂骨的无菌性坏死
全身（四肢、胃肠道等末梢血管内）	全身痉挛性疼痛
多数血管（尤其冠状动脉）	严重的血液循环障碍，甚至迅速死亡

（2）体液沸腾。

人体70%是水分，水的沸点随外界气压降低而降低。外界气压为6.266千帕时，水的沸点为37℃。当人体上升到19千米的高空（相当于外界气压为6.266千帕）时，从血液开始，一切液体都发生气化或产生气泡，从而产生水肿出血现象。这种现象叫"体液沸腾"。这犹如打开汽水瓶盖，气泡从水中冒出来一样。

（3）压耳、压鼻、牙痛。

气压的变化，还可以对人体产生一些其他影响。当飞机从高空返回地面时，由于气压的逐渐增高产生"压耳""压鼻"的现象，以致发生"航空性中耳炎"及"航空性鼻窦炎"，轻则让人感到耳胀、耳痛、耳鸣、听力减退，重则引起鼓膜破裂和中耳充血，让人出现头痛、眼胀、流泪、流涕、鼻出血等症状。

有些在陆地上症状很轻的牙病，患者在高空飞行时会症状加重，此即航空性牙痛。这是因为气压降低使残留在牙髓腔内的气体膨胀，压迫血管，刺激神经，从而导致牙痛。其具体表现为以病牙为中心，向耳朵周围或颌骨处扩散，疼痛严重时还会伴有注意力不集中、眩晕等症状，甚至出现休克失能现象。在飞机下降或着陆后，牙痛的症状一般会减轻或消失。

发生航空性牙痛的飞行高度范围为 1.5～12 千米，以 6～8 千米最为常见。

压耳时，应调节鼓膜内外压力平衡。在飞机起降时，尤其在飞机下降时，多做吞咽、咀嚼、打哈欠等动作，或捏住鼻子、紧闭嘴巴，用力呼气，促使咽鼓管主动通气，以调节中耳腔内外压力平衡，从而预防航空性中耳炎的发生。

2. 胃肠胀气

人体的胃肠道里通常含有 1000 毫升左右的气体，这些气体 80%随着食物和唾液进入体内，20%是在食物消化过程中产生的。根据波义耳定律，当温度保持一定时，一定质量的气体的体积随压力的降低而增加。飞行高度越高，气压越低，人体胃肠道里的气体膨胀就越明显：在 5 千米高度大约膨胀 2 倍，在 1 万米高空可膨胀 4～5 倍。无论在中空还是高空，如经口或肛门顺利排出部分膨胀气体，人仅有腹胀感；如肠胃功能不好或气体太多一时难以排出，就会发生胃肠胀气，使胃肠壁扩张，产生腹痛感；严重者会出现面色苍白、出冷汗、呼吸表浅、脉搏减弱、血压降低等症状。

腹胀或腹痛症状较轻时，可做简易的舒缓运动（蹲下，用手环抱双膝，大腿贴近肚子），或用清凉油沿着胃部画圈按摩，或服用促进肠胃蠕动、助消化的药物或茶类。

3. 防治措施

（1）加强对机上密封增压座舱控制系统的检查，保证座舱内有足够的气压，是预防高空低压症的最根本措施。

（2）飞机在飞行中，机上密封舱增压座舱在 8 千米高空受到破坏、发生事故性减压时，机上所有人员应立即吸氧排氮，同时尽量减少不必要的体力负荷，指导飞机逐渐下降到安全高度（3 千米）。

（3）如果有人在高空发生高空低压症，就应当在飞机下降至安全高度后让其躺卧休息并观察。对于病情严重者，应当立即让其吸氧排氮，或在飞机到达地面后立即送入高压氧舱加压治疗。

（4）不适合乘机的旅客应被禁止乘坐民航班机飞行，或在医生指导下乘坐民航班机飞行。

（二）高空缺氧对人体的影响

氧气是人体赖以生存的重要物质。当人体组织的氧气供应不足或发生用氧障碍时，会导致人体组织的形态结构和功能发生一系列生理和病理改变，这种情况称为缺氧。民航班机飞行时的高空空气稀薄、密度下降，气压降低导致氧分压降低，人体吸入的气体中氧气含量减少，此时的缺氧称为高空缺氧。高空缺氧是民航空勤人员和旅客在飞行期间所面对的最严重的生理威胁，它对人体的呼吸、消化、心血管、神经等系统均有不同程度的影响，严重时还会引起器官功能的快速衰退，甚至导致死亡。

在民航事业高度发展的今天，虽然飞机座舱加压和供氧系统的性能与可靠性已得到一定保障，但根据国内外飞行事故调查资料，因急性高空缺氧导致的飞行事故和发病仍然占有相当大的比例。

项目一 航空急救基本知识

> **知识小贴士**
>
> **飞机上的氧气究竟是如何产生的?**
>
> 在民航客机内,保证旅客生存的充足氧气是从飞机发动机来的。
>
> 飞机发动机内部有专门的压气扇,它将外部稀薄的空气压缩起来,然后通过飞机内部的空气循环系统将这些空气送往旅客所在的地方。
>
> 因此,飞机发动机其实是非常强大的。它不仅保证飞机动力的输出,保护飞机的安全,而且负责飞机内氧气的循环和供应。
>
> 这样做其实会消耗掉一部分发动机的功率,但发动机在正常飞行下不是满负荷运行的,其功率本来有所保留。
>
> 飞机内的氧气是由发动机负责的,为了尽可能将发动机的这部分功率降低,飞机内部的气压值一般是低于标准气压的,大概只有标准气压的75%左右,这样的气压已经可以满足人的生存需求了。
>
> 除此之外,飞机上还有一些我们看不见的通风口,可以稳定机舱里的正常气压值。
>
> 飞机飞行难免会出现一些意外情况,当飞机遇到紧急情况,发动机需要全功率运行的时候,机舱内的氧气可能暂时供应不足,此时机组人员会要求旅客将座位上方的便携式氧气罩摘下来戴上,它可以保证旅客不会缺氧。
>
> 不必担心,这种时间是非常短暂的,一般不会超过30分钟,在危机解除后机舱内会恢复到正常的供氧状态。
>
> 你可能觉得飞机内的空气比较干燥,这主要是由于飞机的空调在调节从发动机吸进来的空气的过程中,为防止降温时水分结冰给飞机带来危险,将空气进行了干燥处理。所以,在乘坐飞机时记得多喝水,及时补充水分。

1. 主要症状

高空缺氧对人体的中枢神经、心血管、呼吸、消化等系统均有不同程度的影响,其中对中枢神经的影响尤为明显。在人体组织中,大脑皮层对缺氧的敏感度极高,随着高度增加,缺氧加重,高级神经活动障碍越来越明显,最终可导致人意识丧失。生理学研究指出,在1.2千米以上,人体对氧分压降低是能补偿的,但在4千米以上,人大口呼吸空气已不能维持正常工作,大多数人在4千米以上就会出现不同程度的缺氧症状;当突然上升到8千米时,人的有效意识时间最多可保持4分钟;当上升到1.4万米时,则只能维持12~15秒。

飞行座舱在达到不同高度时,高空缺氧对人体的影响如表1-6所示。

表1-6 高空缺氧对人体的影响

功能情况	飞行座舱高度/米	机组及旅客的缺氧反应
功能不完全代偿区	1500	夜间视力降低,飞行员开始感到阅读光线暗淡的各种仪表有些困难,明暗对比度开始降低,以致目标变得模糊起来
	2500	个别患有心血管或肺部疾患的旅客病情加重
	3000	头痛、非常疲劳

续表

功能情况	飞行座舱高度/米	机组及旅客的缺氧反应
功能丧失代偿区	4200	犯困、视力减弱、暗适应时间延长、指甲发紫、动作不协调、晕厥
	5400	记忆力减退、反应迟钝、重复同一动作
	6000	惊厥、虚脱、昏迷、休克。有效意识时间5～10分钟
危险区	7600	昏迷和虚脱，有效意识时间是3～5分钟
	9000	有效意识时间是1～2分钟
	10000	有效意识时间是30秒
	12000	有效意识时间是15秒

2. 高空缺氧的分类

根据人体缺氧的严重程度、发展速度及暴露在低气压环境中的时间长短，高空缺氧分为爆发性高空缺氧、急性高空缺氧、慢性高空缺氧。

（1）爆发性高空缺氧，指发展非常迅速、程度极为严重的高空缺氧，常在气密舱迅速减压、座舱增压系统失灵、呼吸供氧突然中断等情况下发生。

爆发性高空缺氧通常发生在8千米以上的高空，在此高度范围内发生缺氧，人体的代偿功能已不足以保证大脑等重要器官的最低需氧量，这对人体的生理功能有很大危害，也对人的认知能力造成巨大损伤。如果不能及时供氧，人在几十秒，最多几分钟内就会丧失意识，呼吸、循环功能也会相继停止。

（2）急性高空缺氧，指从数分钟到几小时内人体暴露在低气压环境中引起的缺氧。这类缺氧大多数在非增压舱型飞机执行高空任务时，由舱压降低和供氧不足引起，在民航飞机飞行中少见。缺氧症状因飞行高度和暴露时间而异，如头痛、头晕、恶心、视力模糊、呼吸困难、口唇发绀、心悸、判断力下降、语言表达不清、肌肉运动不协调、意识丧失、抽搐等，严重时会造成死亡。

（3）慢性高空缺氧，指人体反复暴露在轻度或中等程度低氧环境中引起的缺氧。这类缺氧多发生在长期执行高原飞行任务或在非增压舱型飞机中长期执行高空飞行任务的过程中。慢性高空缺氧会使人记忆力和注意力减退，容易头痛和失眠，产生消化功能障碍，从而使人的执飞能力下降，尤其对夜间执飞的影响最为明显。

3. 防治措施

（1）空勤人员在飞行前和飞行后应当检查飞机上供氧装置与密闭增压系统的完好程度，保障其效能正常；检验氧气的浓度，保证高空用氧的纯度。

（2）有效使用飞机上的供氧设备和供氧系统是解决机上人员缺氧的主要途径。当缺氧严重时，民航乘务员应戴上最近的氧气面罩或使用最近的活动氧气瓶，并一边吸氧一边指挥引导旅客用氧。纯氧吸入过久会对人体健康带来一定危害，因此，当缺氧状况缓解时，空勤人员和旅客应立即停止吸氧。

(3）在飞行中，空勤人员应注意观察旅客的表情和神态，及时发现旅客用氧需求，并在旅客用氧时给予帮助。

（4）空勤人员日常应坚持体育锻炼，增强体质，提高缺氧耐力；应当克服或避免可导致人体缺氧耐力降低的因素，如吸烟、饮酒、失眠、疲劳、肥胖等。

民航担当

旅客在飞机上突发不适，厦航机组人员接力救援

2019年11月16日，网友"Miranda苏小拉爱生活"在微博上发了一封对厦门航空公司（简称"厦航"）的感谢信，感谢机组人员在她身体突发不适时对她的照顾和帮助。对此，厦航乘务组工作人员表示，帮助旅客是他们应该做的。

"我真的超级感动。"记者与这名网友取得联系，提及当时机组人员对她的帮助，她仍然有些激动。

她告诉记者，11月15日，她乘坐厦航MF838航班从曼谷飞福州段经停，再飞大连。由于过度劳累加上高空缺氧，她在飞行过程中突发心律失常晕厥。

据这名网友回忆，当时她的心率很快，反复晕厥，呼吸急促，手脚冰凉，浑身发抖，她很担心会休克。民航乘务员及时为她准备氧气瓶和温水、毛毯，并随时监控有没有异常情况，同时与机组沟通，调整了机舱温度及飞行高度，提前与地面联系医务人员在机舱口待命。

"在民航乘务员的帮助下，我的意识渐渐恢复。飞机降落福州后，民航乘务员将我送出机舱。这时，医务人员已在舱门口等待，给我测了血压、心率，吃药吸氧，全程开'绿色通道'将我送出关。"这名网友说，服药十几分钟后，医生通过检查表示她可以继续乘坐飞机，但建议她改签第二日航班。她感觉自己状况可以接受，并签了免责协议，得到福州飞大连段机长的许可，最终顺利返航。

记者随后联系厦航。MF838航班乘务组工作人员表示："昨天才知道旅客在微博上发了感谢信，感到意外，其实这是我们应该做的服务。"

（三）低温度、低湿度、加速度及航空毒物对人体的影响

1. 低温度

在低温环境中，人体为了保持肌体的热量平衡，组织代谢加强。如果不能及时补充热量，体内组织储备跟不上，人体就会产生一些不良反应，如手脚麻木、疼痛、肢体寒战，动作不协调，严重时还会发生冻伤。

大气主要是靠温暖的地表来加热的，在对流层内，大气温度随高度的增加递减，每上升100米，气温平均下降0.65℃，在1.1万米高度附近，气温已降至并恒定在-56℃。这样的低温使得客舱内即使有加温设备，时间长也可使座舱温度不均匀，后舱温度高于前舱温度5.5℃左右，而且在舱内形成"垂直温差"，舱内人员出现头凉足热或足凉头热现象（客舱内适宜的温度应为15~25℃）。所以，在飞行中，机上人员热量消耗很大，应多吃高蛋白食物，及时补充人体所需；另外，还要预防感冒，随气温变化增减衣服。

2. 低湿度

大气中的水汽含量随高度上升而逐渐减少。现在采用通风式增压舱的飞机，对从外界进入的空气进行过滤，加温加压，不加湿。因此，在高空飞行中，舱内空气非常干燥，相对湿度仅10%~30%（舱内理想湿度为30%~50%，但很难达到）。长时间飞行可使人出现口干

和眼干现象,应多补充水分。

3. 加速度

做机械运动的物体,按物体运动速度的变化情况来划分,可分为匀速运动和变速运动。人处在匀速运动状态时,是无感觉的,而且均匀的速度对人体不会产生任何不良影响。但是,人处在加速运动状态时,身体会受到速度变化的影响。

加速度对心血管循环系统的影响最大。不断增加的加速度会影响人体血液和其他体液的压力分布。当航天器迅速上升时,人体内的血液就会像乘电梯脚下沉一般,血液迅速向下部集中,使下部血管膨胀,血管壁受到很大的压力,继而导致血液向四周的组织渗透,使下肢肿胀刺痛。血液向下部集中,还将使心脏和头部出现缺血的现象,使人出现视力减退、反应迟钝的现象,严重时甚至神志模糊。如果加速度超过一定的数值,就会造成皮肉青肿、骨折、器官破裂、脑震荡等损伤。

知识小贴士

为何使用安全带?

安全带是装在座椅骨架上的一条不起眼的带子。你可不要小看它,认为它像我们的腰带一样,想怎样使用就怎样使用,系紧点儿、系松点儿都不要紧,甚至不喜欢用就不用。其实,这条小小的带子,在关键时刻,在飞机飞行或起降过程中,起着约束你的身体、确保人身安全的大作用。特别是在紧急着陆的情况下,它可以保住你的生命。

飞机在高空飞行,不仅受到环境因素的影响,而且受到飞机本身在运动中产生的不良因素的影响。最主要的表现是,加速度变化引起人体前后被动位移和复杂气候引起的上下剧烈颠簸。上下旋动的强烈湍流会将没系安全带的旅客抛到舱顶再摔到座位或地板上,其危险性可想而知。飞机着陆速度过快,如果旅客没系好安全带,飞机突然减速,旅客就可能因身体向前倾而发生撞击性损伤。在飞机急转弯时,由于产生较大的向心加速度,没有约束的旅客很容易向外倾倒。

所以,在飞机从机场起飞、平飞到安全着陆之前的整个飞行过程中,不管你正在客舱中干什么,只要客机上系好安全带的警示灯一亮,或者在民航乘务员提示后,你就应该立刻回到自己的座位上,并马上系好安全带。

---

4. 航空毒物

飞机座舱内可能出现有害物质,包括发动机废气、电气设备(发电机、变压器、蓄电池)的热分解产物、机械用液(液压油、冷却剂、防冻液)的喷雾、灭火器中的化学物质及货物中的有害物质被泄出、飞机喷洒有毒农药、飞机失火时的燃烧毒物、臭氧等。下面是常见的有毒气体。

(1)一氧化碳,主要来自燃油废气、润滑油及电气设备绝缘物的热分解产物。利用发动机废气加温的飞机,废气可能污染座舱。一氧化碳中毒的主要症状是缺氧表现,如头痛、头晕、潮红、大汗、恶心、昏迷甚至脑水肿等。

(2)二氧化碳,主要来自化学灭火剂、运输鲜货保持低温的干冰(固体二氧化碳)挥发进入座舱。二氧化碳中毒的主要症状有呼吸快速而深,有窒息感、头痛头晕等。

（3）醛类。喷气式飞机座舱中常见的有害气体是润滑油的热分解产物，即刺激性很强的丙烯醛和甲醛，刺激眼、鼻黏膜，引起疼痛、流泪，影响视力。

（4）航空燃料。航空煤油和航空汽油均为碳氢燃料，其蒸气浓度高时有中毒和爆炸双重危险。人在急性中毒时会出现头痛、眩晕、恶心、兴奋、口干等症状，严重时可发生意识丧失。

预防航空毒物中毒，在飞行前要加强对上述易产生有害气体的设备和系统的检修，控制有害气体的来源。在飞行中，机组成员和旅客突然出现头痛、头晕、刺眼、刺鼻、恶心等症状，又无其他原因解释时，应考虑航空毒物中毒的可能性，快速戴好氧气面罩。

四、不适合乘机的人群

航空飞行是一种快速而简便的运输方式，体弱者、身体有缺陷者和患者等为了公务、度假、康复或寻求特殊治疗而乘坐飞机的机会大大增加，从而使飞行中出现医学问题的概率增加。

目前，民航部门并没有明确规定哪些旅客不能乘坐飞机，各个航空公司也基本上是笼统地做了类似"患重病的旅客购买机票时要出具有关医疗机构适合空中旅行的证明"的规定。因此，在实际工作中，旅客存在某种病症，在征求航空公司或空中乘务员，甚至地方医院医生的意见时，往往难以得到一个满意的答复。

一般来讲，在判断旅客是否适合空中旅行时，主要需要考虑的是飞机座舱内气压的降低和随之出现的氧气张力变化带来的影响。即使现代客机都有增压座舱，其压力也不能经常保持在海平面的水平，大致相当于1.5~2千米海拔高度的压力；另外，客舱内靠近发动机处的噪声常常超过85分贝，飞机遇气流时的颠簸和震动等也会对存在某些病症的旅客产生不良影响。一般来讲，以下人群不适合航空飞行。

（一）传染病患者

传染病患者包括传染性肝炎、活动期肺结核、伤寒、水痘等患者。其中，水痘患者在损害部位未痊愈时不能乘坐飞机。在国家规定的隔离期内，传染病患者不能乘坐飞机（如确诊感染麻疹、开放性结核、传染性肺炎等高度传染性疾病者，应积极配合治疗或暂时居家隔离，避免出入公共场所或搭机旅行，以免疫情扩大）。

（二）癫痫及精神病患者

癫痫及精神病患者（尤其有明显的攻击行为者）容易由航空气氛诱使疾病急性发作，造成危害后果。患者很容易出现抽筋的症状，这也是其不宜乘坐飞机的原因之一。如果需要乘坐飞机，就必须按照航空公司的规定和遵医嘱，并必须有医务人员陪伴。

（三）心血管疾病患者

空中轻度缺氧可能使心血管疾病患者旧病复发或加重病情，特别是心功能不全、心肌缺氧、心肌梗死及严重高血压病患者，通常被认为不宜乘坐飞机。例如，心肌炎、心肌梗死患者至少在病后一个月内不能乘坐飞机；恶性高血压病患者应控制好血压才可以登机。另外，30天内心绞痛频繁发作、严重心律失常，发生脑血管意外2周内，6周内发生过心肌梗死的患者，不论有无并发症，都不适宜乘坐飞机。

（四）脑血管疾病患者

颅脑损伤、颅骨骨折伴有昏迷或呼吸节律不齐、脑部有炎症、肿瘤或30天内做过脑疝手术、脑栓塞、脑出血、脑肿瘤、颅内动脉瘤，上述患者在理论上都不太适宜乘坐飞机。脑栓塞后的患者，最少要等3周后才能飞。

（五）呼吸系统疾病患者

例如，严重空洞性肺结核、严重哮喘、肺炎、支气管扩张、肺气肿、肺心病、气胸、先天性肺囊肿等患者乘机，因高空环境的改变可能引起呼吸困难。旅客不适应环境，如果有气胸、肺大疱等，就可能在飞行途中因气体膨胀而加重病情。

（六）刚动过手术的人

刚动过手术的人最好在一定时间内不要乘坐飞机，以免在飞行途中因压力变化，使闭合的伤口再次撕裂，以及术区血管出血。上消化道出血、急性阑尾炎、溃疡面很深的消化性溃疡患者，以及消化道出血患者出血停止不足3周，最好不要飞行。做过胃肠手术的患者，一般手术后10天以上才可以乘坐飞机，以免因高空中胃肠道内的气体膨胀引起胃肠破裂。

（七）重症贫血患者

血红蛋白量水平在60克/升以下者，不宜乘坐飞机。这些患者，有的是出于营养方面的原因，有的患有慢性失血症，还有的是白血病患者。他们身体非常虚弱，在地面上行走就非常不便，何况在高空中飞行。高空的特殊环境对于人体各项指标要求很高，重症贫血者由于缺血，其身体的一些功能明显低于常人，是非常不适宜乘坐飞机的，如果确实需要乘机，就必须遵医嘱，并采取必要的准备措施。

（八）耳鼻疾病患者

耳鼻有急性渗出性炎症，以及近期做过中耳手术的患者，不宜空中旅行。飞机在高空中飞行，气压发生变化，对耳鼻道疾病患者会产生很大影响。例如，急性鼻窦炎和急性中耳炎患者的鼻道和耳道都比较敏感，在气压增加的情况下容易加重鼻窦炎的症状，容易造成中耳道鼓膜穿孔。中耳炎患者容易晕机，所以也不适宜乘坐飞机。

（九）7天内的新生婴儿及临近产期的孕妇

飞机在高空中飞行，不仅气压较高，氧气也相对缺少，而且在飞行过程中发生的震动可能对孕妇及胎儿有影响，而空中气压的变化可能导致孕妇提前分娩，尤其妊娠35周后的孕妇。因此，孕妇应在产后一个半月左右，即产育期的影响过后才可以乘坐飞机。而新生婴儿可能受到高气压与缺氧环境的影响，出现呼吸系统无法适应的情况，因此也不适宜乘坐飞机。

（十）其他

其他不适合乘机的伤病群体还包括病危患者、未受控制的重症糖尿病患者及患有某些需要进行紧急医疗疾病的人，这些旅客在乘机前无医师许可证明和医务人员护理不可乘坐飞机。

工作任务

传承英雄精神，感悟使命担当。

任务准备

认真阅读下面关于中国民航英雄机组的故事。

2018年5月14日，四川航空公司3U8633航班准备从重庆飞往拉萨。6时38分起飞后，飞机正常爬升至9.8千米巡航高度。在飞经成都空管区域时，该机驾驶舱右座前风挡玻璃突然破裂并脱落，造成飞机机舱失压。

瞬间的失压一度将副驾驶吸出机外，所幸他系了安全带。

驾驶舱门在风挡玻璃爆裂脱落、驾驶舱失压的同时打开，造成客舱失压，正在提供餐饮服务的5号乘务员被抛起，落地时腰部着地受伤。失压后，客舱氧气面罩自动脱落。乘务长通过广播要求旅客系好安全带，拉下氧气面罩吸氧。客舱内乘务员则迅速坐在就近的座位上，戴上氧气面罩，系好安全带。没有空座位的，则蹲在地上，抓住行李的挡杆固定自己。此外，安全员一直在监控旅客的反应，随时防止旅客在慌乱中起身失衡的情况发生。

为避免整个机组进一步受到伤害，机长先减速迫降，而在紧急高度下降时，噪声极大，自动设备不能提供帮助。机长完全凭手动和目视，靠毅力掌握方向杆。最后，在民航各部门密切配合下，飞机安全备降成都双流机场，机上所有旅客安全。机组三人则陆续出现头晕、头胀、头皮发麻、肌肉酸痛等症状，第二机长右前臂皮下出现两颗红色斑点，这些可能是高空减压病的症状。机组三人经过20余次高压氧舱治疗，症状明显改善，恢复良好。

为表彰3U8633航班机组成功处置"5·14"事件，2018年6月8日，中国民用航空局和四川省政府授予四川航空公司3U8633航班机组"中国民航英雄机组"称号，授予机长刘传捷"中国民航英雄机长"称号。

1. 收集有关英雄机组的报道，加深对事件的了解。
2. 以乘务组或班级为单位观看电影《中国机长》。

任务实施

团队演练、分享交流

1. 结合所学知识，以乘务组为单位分析和学习在失压状态下英雄机组的处理措施，乘务组成员分工进行演练并拍摄视频。
2. 乘务组成员发表感悟，小短文、视频等形式不限。

任务评价

请评价人员根据表1-7对同学们的上述任务实施情况进行评价。

表 1-7 任务实施评价表

班级		姓名		分值	评价得分		
考核内容	评价标准				自评	互评	师评
学习态度	态度认真,积极主动			20			
知识把握	能够正确分析在失压状态下的处置措施			20			
视频表现	能够正确展示、认真展示,团队间配合默契			30			
思政素养	能够认识到英雄机组忠诚担当的政治品格和职业操守			10			
	能够从英雄机组身上汲取优秀品质和精神,树立高度的责任感和使命感			10			
	具有底线思维和忧患意识,未雨绸缪,防微杜渐			10			
综合评价	自评(20%)	小组互评(40%)	教师评价(40%)		综合得分		

随堂检测

扫码检测

任务三 掌握航空急救设备的使用

知识目标

1. 了解航空应急医疗设备的种类。
2. 熟悉急救箱、应急医疗箱、卫生防疫包的配备和使用程序。
3. 熟悉氧气瓶的构造和使用程序。

技能目标

1. 能够根据机上旅客或空勤人员的伤病情况正确选择和使用医疗急救设备。
2. 学会正确使用机上手提式氧气瓶。

素质目标

1. 规范使用机上应急医疗设备,培养科学严谨的工匠精神。
2. 培养敬畏规章的意识,树立遵章守纪的职业责任感。

项目一　航空急救基本知识

任务导入

2022年6月6日14点05分，东方航空西北分公司执飞的MU2283广州—西安航班落地西安咸阳国际机场。在飞机下客过程中，一名女性旅客突然全身瘫软，出现昏迷现象。航班乘务长立即将情况报告机长通知地面急救，并迅速组织乘务组开展机上急救。

东方航空西北分公司乘务员有序分工，快速准备好客舱应急医疗箱、急救箱和氧气瓶，专人负责给旅客吸氧并监测其脉搏和呼吸，利用血压计进行检测，不间断进行生命体征监测。

14点15分，地面紧急救援车到位，医务人员进入客舱为旅客进行检测及治疗，此时旅客意识恢复，脱离危险。

【思考】飞机上配备有哪些应急医疗设备？

知识导图

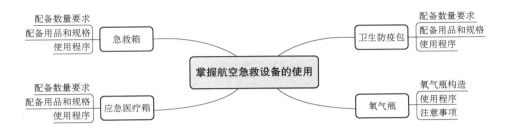

知识讲解

为实施载客运行的大型飞机公共航空运输合格证持有人机组成员处置飞行中出现的医学事件，中国民用航空局于2011年颁布《大型飞机公共航空运输机载应急医疗设备配备和训练》（AC-121-102R1），明确规定了对机上急救箱、应急医疗箱、卫生防疫包的配备要求，以及箱（包）内医疗用品的种类和数量。另外修订了《民用运输机场应急救护设施配备》，要求5级及以上民用运输机场必须设置急救室，承担应急救护及航空旅客和民用航空工作人员医疗救治服务工作。5级以下民用运输机场可委托就近主要医疗机构承担相关工作。同时，考虑航空旅客医疗救治服务的实际情况，明确了应急救护机构、人员、仪器、器械（材）、药品等配备标准。

《大型飞机公共航空运输承运人运行合格审定规则》（CCAR-121-R7）是一部关于大型飞机公共航空运输承运人运行合格审定的规则。该规则规定的应急医疗设备应包括急救箱、应急医疗箱和卫生防疫包，以及箱（包）里所需的医疗用品和器械。合格证持有人在载客运行时，应始终保障应急医疗设备的配备数量、种类和有效性符合运行合格的最低要求。应急医疗设备在一次运行中使用后，如配备数量、种类低于CCAR-121-R7规定的要求，合格证持有人应在本次运行后立即予以补充或更换。

> **知识小贴士**
>
> 一次运行
>
> 　　一次运行是指除技术经停外，在飞行任务规定的 1 个航程内无旅客中途登乘飞机的运行。

一、急救箱

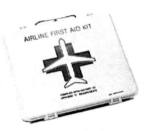

图 1-2　急救箱

急救箱如图 1-2 所示，用于对旅客或者机组人员受伤的止血、包扎、固定和心肺复苏等应急医疗处理。急救箱须具有防尘、防潮的功能，必须均匀分布在客舱内便于机组成员取用的位置。

（一）配备数量要求

根据载客飞机的座位数不同，要求配备的急救箱数量也不一样，具体数量不得少于表 1-8 的规定。

表 1-8　座位数与急救箱数量　　　　　　　　　　　　　　单位：个

旅客座位数	急救箱数量	旅客座位数	急救箱数量
100 以下（含 100）	1	301～400	4
101～200	2	401～500	5
201～300	3	500 以上	6

（二）配备用品和规格

载客飞机上放置的急救箱一般配备相关急救所需的医疗物品，箱包内最低配备物品如表 1-9 所示。

需要注意的是，机载急救箱内的物品由航空公司卫生中心按有关规定选购，而且其配备管理由机务维修部门和航空卫生部门负责。

表 1-9　急救箱（最低）配备医疗用品

序号	项目	规格	数量	作用	备注
1	绷带	3 列（5 厘米） 5 列（3 厘米）	5 卷 7 卷	主要用于各种伤口的包扎固定，并不直接接触伤口	
2	敷料（纱布）	10 厘米×10 厘米	10 块	用以覆盖创伤面及其他损害部位	有保质期
3	三角巾（带安全别针）		5 条	呈等腰直角三角形，适用于患者头部、面部、手掌、腹部、足部、踝节、前额、耳部等受伤部位的包扎	按照 CCAR-121-R7 运行的合格证持有人可以选择具有同等功效的其他物品，但应当报合格证管理局备案
4	胶布	宽 1 厘米 宽 2 厘米	各 1 卷	固定绷带	
5	动脉止血带		1 条	适用于四肢大动脉出血的止血	当其他止血法不能止血时才能使用

续表

序号	项目	规格	数量	作用	备注
6	外用烧伤药膏		3支	用于烧烫伤所致的皮肤发红、起水疱的表面	
7	手臂夹板		1副	固定骨折部位	
8	腿部夹板		1副	固定骨折部位	
9	医用剪刀		1把	急救时剪医用敷料、伤口处衣物等	
10	医用橡胶手套		2副	防止患者和使用者交叉感染，也适用于处理受污染的医疗材料	
11	皮肤消毒剂		适量	对创伤面进行消毒	包装应当严密、无泄漏，不应对航空器自身及运行存在不安全影响
12	消毒棉		适量	对创伤面进行消毒	包装应当严密、无泄漏，不应对航空器自身及运行存在不安全影响
13	单向活瓣嘴对嘴复苏面罩		1个	在心肺复苏时，用于对伤病人员实施人工呼吸	
14	急救箱手册（含物品清单）		1本	提示如何操作和使用	
15	事件记录本或紧急医学事件报告单		1本	记录急救箱使用情况	

（三）使用程序

（1）急救箱是密封的。上机后，乘务员应检查急救箱铅封情况，如铅封破损，应督促机务人员及时更换，并填写"客舱设备记录本"。

（2）经过急救训练的乘务员、现场的医生或经过专门训练的其他人员可以打开急救箱并使用箱内物品，但非本行段乘务员在打开急救箱时须出示本人相关证件。

（3）使用后，乘务员填写"客舱设备记录本"，说明箱内物品消耗情况；主任乘务长或乘务长填写"紧急医学事件报告单"（表1-2），反馈物品使用情况，并由机长和主任乘务长或乘务长签字。

二、应急医疗箱

应急医疗箱用于对旅客或者机组人员意外受伤或者医学急症的应急医疗处理。

应急医疗箱的设计、选材应具有防尘、防潮和耐挤压的特性。应急医疗箱应存放在机组人员易于取用且阴凉干燥的地方。

（一）配备数量要求

每架飞机在载客飞行时应当至少配备一只应急医疗箱。

（二）配备用品和规格

应急医疗箱内药品和物品的配备如表1-10所示。

需要注意的是，机载应急医疗箱内的物品由航空公司卫生中心按有关规定选购，而且其配备管理由机务维修部门和航空卫生部门负责。由于需要，有时会另外配置乘务长应急医疗箱一只，由指定的航空卫生部门负责配备、更换箱内物品，贴封条并填写准确的有效日期。在执行航班任务时，该医疗箱由乘务长负责领取和归还。

表 1-10　应急医疗箱内药品和物品的配备

序号	项目	规格	数量	作用	备注
1	血压计		1 个	测量血压	
2	听诊器		1 副	收集和放大从心脏、肺部、动脉和静脉、其他内脏器官处发出的声音	
3	口咽通气道	3 种规格	各 1 个	用于急救时保持呼吸道通畅，限制舌后坠	在医疗专业人员指导下使用
4	静脉止血带		1 根	静脉止血、静脉注射时使用	
5	脐带夹		1 个	机上孕妇意外分娩时钳夹婴儿脐带	仅医疗专业人员使用
6	医用口罩		2 个	保护鼻腔和口腔不接触污染物	
7	医用橡胶手套		2 副	防止患者和使用者交叉感染，也适用于处理受污染的医疗材料。保护手部不接触污染物	
8	皮肤消毒剂		适量	皮肤表面消毒	
9	消毒棉签（球）			皮肤消毒、创口清理消毒	
10	体温计		1 支	测量体温	非水银式
11	注射器	2 毫升 5 毫升	各 2 支		
12	0.9%氯化钠			清洗伤口（创伤面）或稀释注射用药品	配置容量不得少于 250 毫升
13	1∶1000 肾上腺素单次用量安瓿		2 支	处方药。治疗因支气管痉挛所致的严重呼吸困难（支气管哮喘）、各种原因引起的心跳骤停，缓解药物等引起的过敏性休克	仅医疗专业人员操作
14	盐酸苯海拉明注射液		2 支	处方药。治疗急性重症过敏反应（荨麻疹、花粉症等）、晕机、血清反应及血管运动性鼻炎等	仅医疗专业人员操作
15	硝酸甘油片		10 片	用于突发心绞痛或急性心肌梗死时应急处置。舌下含服，成人一次一片。每 5 分钟可重复用药一次，直至疼痛缓解。如果 15 分钟内用药 3 片后疼痛持续存在，则不应该继续给药	在医疗专业人员指导下使用
16	醋酸基水杨酸（阿司匹林）口服片		30 片	处方药。用于镇热解痛，治疗感冒、发烧、头痛、牙痛、关节痛、心肌梗死疼痛等；抗凝血，防止血栓形成	在医疗专业人员指导下使用
17	药品使用说明书及物品清单		1 张	提示如何操作和使用	
18	应急医疗设备和药品使用知情同意书		1 张	记录旅客和相关人员对使用医疗箱相关物品的知晓情况	
19	事件记录本或紧急医学事件报告单		1 本	记录本次医疗箱使用情况	

（三）使用程序

（1）应急医疗箱是密封的。上机后，乘务员应检查应急医疗箱铅封情况，如铅封已断开或封条已被撕开，乘务员应督促机务人员及时更换，并填写"客舱设备记录本"。

（2）使用应急医疗设备或者药品时，乘务员应当先报告机长，并出示使用说明书供医务人员使用。

（3）在飞机运行中提供使用应急医疗箱的物品（除体温计、血压计和听诊器外）或任何药品时，应当首先保证被帮助者或者其同行人知晓使用说明，同意并签署"应急医疗设备和药品使用知情同意书"（图1-3）后方可使用。

（4）使用机载应急医疗设备中的处方类药品时，必须经医疗专业人员诊断后方可使用。

（5）在其他需要的场合，机长有权决定打开并取出箱内的相关用品。

（6）将使用过的注射器放入医疗箱内，以便妥善销毁。

（7）乘务长填写药箱内的"事件记录本"或"紧急医学事件报告单"（表1-2），并由机长、使用医生和乘务长分别签字。

（8）航班飞行任务结束后，在第一时间将"应急医疗设备和药品使用知情同意书""事件记录本"或"紧急医学事件报告单"上报给客舱服务部。

应急医疗设备和药品使用知情同意书

本人因身体不适或伤痛，在乘坐的飞机上（航班号：   ）使用了由航班免费提供的药品（药品名：   ）共（   ）片或航班提供的医疗急救设备（设备名：   ）。我在服药（或使用医疗急救设备）前已阅读使用说明书，清楚了解该药或设备的使用方法和注意事项等，出现由于使用上述药品和/或医疗急救设备所导致的不良反应或症状，由本人负责。

旅客签名：
同行人签名（如需要）：
医疗急救专业人员签名（如需要）：
客舱机组成员签名：
　　　　　　　　年　月　日

图1-3　应急医疗设备和药品使用知情同意书

三、卫生防疫包

卫生防疫包用于清除客舱内的血液、尿液、呕吐物和排泄物等潜在传染源，用于在护理疑似患有传染病旅客时进行个人防护。卫生防疫包应具有防尘、防潮的功能，其外包装如图1-4所示。

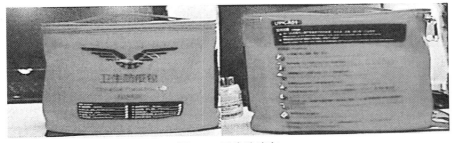

图1-4　卫生防疫包

（一）配备数量要求

每 100 个旅客座位配 1 个（100 座以内配 1 个）；存放在机组人员易于取用的位置。

当一次运行经过国家有关部门公布的传染病疫区并且可能存在航空运行传播风险时，或按照国家和中国民用航空局规定，需阶段性采取突发事件应急控制措施时，卫生防疫包应保证有足够的备份。

（二）配备用品和规格

载客飞机上的每个卫生防疫包须配备一定数量的药品和物品，如表 1-11 所示。

表 1-11　卫生防疫包内药品和物品

序号	项目	数量	作用
1	消毒凝固剂	100 克	对有潜在传染性的体液进行消毒杀菌，同时吸水和凝胶化
2	表面清理消毒片	有效成分 1～3 克	使用时配成消毒液，用于污物表面和被污染地面的初步消毒
3	皮肤消毒擦拭纸巾	10 块	杀灭常见致病菌
4	医用口罩	1 副	遮挡鼻腔和口腔，使其不接触污染物
5	眼罩	1 副	保护眼部不接触污染物
6	医用橡胶手套	2 副	保护手部不接触污染物
7	防渗透橡胶（塑料）围裙	1 条	保护前臂和躯体前面不接触污染物
8	吸水纸（毛）巾	2 块	擦拭消毒过的表面，每片至少能吸附 100 毫升液体
9	便携拾物铲	1 套	具有铲、刮、拾的功能，清除经消毒凝固剂消毒凝化处理后的污染物
10	生物有害物专用垃圾袋	1 套	黄色，盛装污染物和所有接触过污染物的物品
11	物品清单和使用说明书	1 份	提示如何操作和使用
12	事件记录本或紧急医学事件报告单	1 份	记录本次使用防疫包情况

（三）使用程序

（1）穿戴个人防护用品。依次穿戴医用口罩、眼罩、医用橡胶手套、防渗透围裙。

（2）配制消毒液。取 1 片表面清理消毒片放入 250～500 毫升清水中，配制成 1∶500～1∶1000 浓度的消毒液，用于对污物污染的座舱内物品表面和地面进行初步消毒。

（3）将消毒凝固剂均匀覆盖液体、排泄物等污物 3～5 分钟，使其凝胶固化。

（4）使用便携拾物铲将用凝胶固化的污物铲入生物有害物专用垃圾袋中。

（5）用配好的消毒液浸泡吸水纸（毛）巾对污物污染的物品和区域消毒，保证每次消毒液在表面滞留 3～5 分钟，将上述过程再重复进行一遍。再用清水擦拭清洗，最后用吸水毛巾将残留水渍吸干。

（6）将使用后的吸水纸（毛）巾及其他所有使用过的消毒用品放入生物有害物专用垃圾袋。

（7）依次脱掉手套、围裙，用皮肤消毒擦拭纸巾擦手消毒；再依次脱下眼罩、口罩，最后用皮肤消毒擦拭纸巾擦手及身体其他可能接触到污物的部位。

（8）将所有使用后的防护用品装入生物有害物专用垃圾袋后，将垃圾袋封闭，填写"生物有害垃圾标签"（图1-5），粘贴在垃圾袋封口处。

（9）已封闭的生物有害物专用垃圾袋暂时存放于适当位置（如洗手间），避免丢失、破损或对机上餐食造成污染。

（10）填写"紧急医学事件报告单"，通知目的地的地面相关部门做好接收准备。

（11）生物有害垃圾按照医疗垃圾管理原则处置，负责接收的地面相关部门事先与医疗废物专业处理机构签订协议，确保生物有害垃圾及时送到相关机构进行无害化处理。

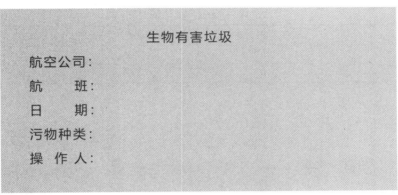

图1-5　生物有害垃圾标签

四、氧气瓶

每一个氧气瓶都是一个独立的氧气系统。各机型客舱内均配备手提式氧气瓶，放在固定位置并固定，用于飞行时在飞机座舱内的游动医疗救助。手提式氧气瓶如图1-6所示。

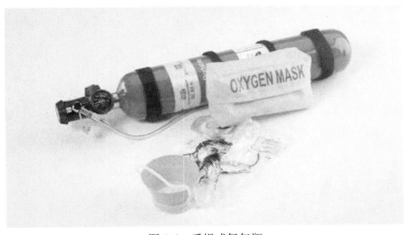

图1-6　手提式氧气瓶

（一）氧气瓶构造

每个氧气瓶安装有压力表、压力调节器和开关阀。压力表显示氧气瓶的氧气压力，同时显示氧气瓶内的氧气量。开关阀用于控制高压氧气瓶头部连接组件。氧气瓶头部连接组件内有压力调节器，可以调节供往氧气面罩的氧气压力和流量。开关阀顺时针方向转动是关断,逆时针方向转动是打开。在飞行前确认开关阀在关闭位置,压力表指针在红色区域(FULL)。

氧气瓶有高低流量两个出口(某些飞机上的氧气瓶只有一个输出口,不分高低流量输出口),并备有一个一次性的氧气面罩,只有插入氧气面罩接头才会有氧气流到氧气面罩。

氧气持续时间根据氧气瓶的容量和使用时需要的流量确定。以 B737-800 为例,其配备的氧气瓶在一般情况下,高流量、低流量持续使用时间如表 1-12 所示。

表 1-12 氧气持续使用时间

机型	氧气容量/毫升	高流量持续使用时间/分钟	低流量持续使用时间/分钟
B737-800	120	25	50
	310	60	120

此外,飞机上还配有保护呼吸设备,常见的是一次性面罩,为旅客提供氧气。有些机型的保护呼吸设备还配有一个防烟头套,主要用于在有烟火时保护旅客,防止烟雾或毒气对其产生伤害。保护呼吸设备由防火材料制成,即使使用者戴着眼镜也能方便地套在头上。它有一块透明板,为使用者提供良好的视野。

(二)使用程序

(1)使用时取出氧气面罩,取下出口防尘盖,将导管插头插入并连接好,然后逆时针旋转开关阀,将面罩盖住口鼻。

(2)使用后填写紧急医学事件报告单。

(三)注意事项

(1)切勿将氧气瓶中的氧气放空(至少保留 500 磅力/平方英寸,1 磅力/平方英寸≈6.895 千帕)。

(2)不宜在旅客使用氧气瓶时调节氧气流量或开、关氧气。

(3)不要摔或撞氧气瓶。

(4)避免氧气与油或脂肪接触,使用者应擦掉浓重的口红或润肤油。

在急救使用氧气瓶过程中,肺水肿患者、慢性呼吸道疾病患者酌情使用低流量出口;脑血管疾病患者、昏迷者适用高流量出口。

工作任务

掌握机上应急医疗设备配置和使用。

任务准备

针对"手部烫伤""心脏疼、呼吸困难""发热、呕吐",每个乘务组挑选一种情况进行急救准备。

1. 围绕特定情况,乘务组内讨论需要哪些应急医疗设备。

2. 查找资料，了解所需的应急医疗设备一般在机上哪个位置。
3. 乘务组自备所需医疗设备。
4. 乘务组内自定情节，讨论和模拟现场救护。

任务实施

现场展示，分享交流

1. 乘务组在课堂上展示自定情节，分工展示应急救护过程。
2. 其他组同学进行点评。

任务评价

请评价人员根据表 1-13 对同学们的上述任务实施情况进行评价。

表 1-13 任务实施评价表

班级		姓名		分值	评价得分		
考核内容	评价标准				自评	互评	师评
学习态度	态度认真，积极主动，方法多样			10			
物品准备	物品完备、逼真			10			
设备使用	正确使用设施、设备			30			
工作完整	情节表演完整			10			
思政素养	能体现出"敬畏规章"的意识，规范使用设备和程序，有职业责任感			10			
	团队间配合默契，体现出团队协作精神			10			
积极点评	点评主动，而且到位			20			
综合评价	自评（20%）	小组互评（40%）		教师评价（40%）	综合得分		

随堂检测

扫码检测

项目二 航空急救基本技能

任务一 正确评估和测量生命体征

知识目标

1. 了解生命体征的概念。
2. 熟悉意识、呼吸、脉搏、血压、体温、瞳孔、面容表情的正常状态和生理变化。

技能目标

能够运用所学知识，熟练、准确地测量人体四大生命体征，并判断出异常。

素质目标

1. 准确测量和判断生命体征，培养科学严谨的工匠精神。
2. 深化"人民至上、生命至上"的思想，践行"以人民为中心"的宗旨。

任务导入

2021年1月17日，东方航空西北分公司MU2155西安—上海航班，距离落地还有半个小时，乘务组已经完成了客舱安全检查，全部入座。

12点58分，乘务组广播员广播时，呼唤铃忽然响起。考虑到可能是危及客舱安全或旅客生命的紧急情况，乘务员前往客舱查看。乘务员发现一名年轻女性旅客神色紧张，自述胸闷气短，喘不上气，四肢发麻，请求吸氧。乘务长李玉娜接到报告，立即赶到现场，随后启动了机上急救程序。经过初步询问，乘务组了解到该旅客并无其他病史，无自备药品。旅客的呼吸愈发急促，身体也在无意识抖动，肌肉僵硬抽搐。乘务长立即进行责任分工：为旅客吸氧、寻找机上医疗帮助、报告机长、维持客舱秩序……在乘务长的冷静指挥下，乘务组分工明确，一切工作都在紧张而有条不紊地进行着。

机上没有医生，此时距离飞机落地还有一段时间，乘务员在协助旅客吸氧的过程中始终关注她的生命体征，随时做好进行心肺复苏的准备。此时已是飞机落地前的关键阶段，为确保飞行安全，同时做好对旅客的紧急救助，乘务长再次对全组人员进行了细致分工，一个个清晰的指令从她的口中果断地发出，所有的组员各尽其职地把好自己的安全关口。

13点11分，飞机安全降落在上海虹桥机场。由于乘务组前期解释到位，飞机落地后没有一位旅客占用客舱通道，为医生的快速上机争取了宝贵的时间。地面医务人员上机后对生病旅客的情况进行了进一步的检查和紧急救治，并对乘务组在飞机上的急救处置表示肯定。直到医务人员将患病旅客护送下机，乘务员揪着的心才慢慢地放了下来。客舱里响起了掌声，那些目睹整个急救事件处理的旅客纷纷对乘务组迅速冷静的处置给予了肯定。

【思考】生命体征是什么？包含哪些？如何判断旅客的生命体征是否正常？

知识导图

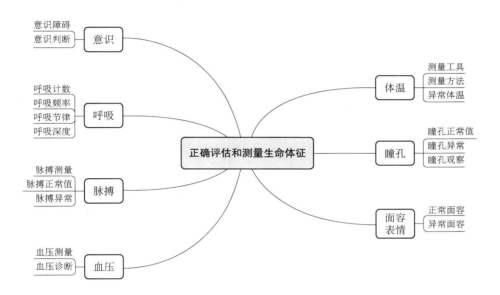

知识讲解

生命体征是评价个体生命活动存在与否及其状况的指标，主要有意识、脉搏、血压、呼吸、体温、瞳孔和面容表情等。其中，体温、脉搏、呼吸、血压，在医学上称为四大体征。它们是维持机体正常活动的支柱，缺一不可。不论哪项异常，都会导致疾病，同时某些疾病也会导致体征的恶化。所以，民航乘务员要随时关注旅客，同时掌握正确的监测方法，这样才能及时发现疾病，从而采取有针对性的急救措施。

一、意识

意识是指人对周围环境和自身的识别能力及清晰程度，是大脑功能活动的综合表现。正常人能够自由交流，正确地识别时间、地点和人物，对环境的各种刺激能做出相应的反应。

（一）意识障碍

在医学上，将意识障碍从轻到重分为四个级别。通过观察患者的意识状态，可以判断病情的严重程度。

1. 意识模糊

患者表情淡漠，对自己及周围的环境漠不关心，回答问题简短迟缓，但还算合理。这种情况属于轻度意识障碍，在医学上称为意识模糊。

2. 谵妄

有意识模糊这些表现，同时有错觉、幻觉、躁动不安，胡言乱语，在医学上称为谵妄，比意识模糊严重。

3. 昏睡

当患者处于熟睡状态时，不易唤醒，即使强行唤醒，又很快入睡，语言模糊不清，甚至答非所问，在医学上称为昏睡。

4. 昏迷

当呼唤甚至强烈的刺激也不能使患者清醒时，属于严重的意识障碍，在医学上称为昏迷。

根据严重程度，昏迷分成三种情况：轻度昏迷、中度昏迷、深度昏迷。

（1）轻度昏迷：患者没有随意活动，处于被动体位。对周围的事物及声、光刺激均无反应，但强烈的刺激（如压迫框上孔、针刺），可有痛苦的呻吟或表情，有躲避动作。呼吸、脉搏、血压可能正常，大小便可能失禁或者潴留。

（2）中度昏迷：介于浅昏迷和深昏迷之间，患者对强烈的刺激少有反应，各反射均减弱或迟钝，病情极不稳定。

（3）深度昏迷：患者肌肉松弛，对各种刺激均无反应，吞咽反射、咳嗽反射、瞳孔对光的反射均消失，大小便失禁或潴留，基本上仅能维持最基本的生命活动。

知识小贴士

体　位

体位是指身体所处的状态，分为自主体位、强迫体位和被动体位。

自主体位表现为身体活动自如，不受任何限制，见于健康正常人或轻病、疾病早期。

强迫体位是指患者为缓解疼痛或因疾病被迫采取的某种体姿。

被动体位是指身体出于被动状态，不能自行调整或交换肢体的位置。

（二）意识判断

看到有人倒地或沉睡不醒时，可通过以下方式判断其有无意识。

1. 轻拍重喊

轻拍患者双肩，并在其两侧耳边大声呼喊"你怎么啦？""醒醒！""听见我的声音请回答！"等。如果患者有反应，就用"握住我的手！""这是几？"等容易理解的动作指令进行实验。清醒的患者能准确地回答问题，回忆起发生过的事，认识熟悉的人。若对这些刺激均无任何反应，没有正常呼吸，则为意识丧失。

2. 婴儿意识判断

判断婴儿意识，在大声呼唤的同时，可以拍打其足跟，或轻掐婴儿上臂，以判断其反应。不宜拍打婴儿肩部，以防造成损伤。

二、呼吸

呼吸是人的基本节律和基本生命活动。正常人通过呼吸运动，将空气中的氧气吸入肺泡内进行交换，氧气进入血液中，血液中的二氧化碳进入肺泡内，再通过呼吸道排出体外。呼吸频率过慢，人体摄入的氧气量不够，就会造成组织器官缺氧；呼吸频率过快，又会导致人体消耗能量和氧气的量也会增加；两者最终都会导致器官功能受损。

（一）呼吸计数

观察呼吸时，患者需要平卧，保持安静。将一根手指的背侧放在患者的鼻孔处，感知有无气体呼出。检查者蹲在患者的身边，眼睛与患者的胸、腹在同一水平面上，观察患者胸部和腹部的起伏情况，也可把手放在患者的胸部或腹部检查。一起一伏为一次呼吸，计数 30 秒，将测得的数值乘以 2，得到每分钟的呼吸次数，即呼吸频率。

若患者呼吸不规则（呼吸节律变化）或患者为婴幼儿，应测 1 分钟。

若患者呼吸微弱不易观察，可用少许棉花置于患者鼻孔前，观察棉花纤维被吹动次数，计时 1 分钟。

在测量呼吸次数的同时，应注意观察患者呼吸的节律和深度的变化。患者出现呼吸异常的现象，表明病情严重，应尽快通过广播寻找旅客中的医务人员，并报告机长与地面联系，准备抢救事宜。若患者出现呼吸停止现象，应当立即实施口对口人工呼吸进行抢救。

> **知识小贴士**
>
> **胸式呼吸和腹式呼吸**
>
> 腹式呼吸和胸式呼吸都属于呼吸运动的方式。腹式呼吸就是通过膈肌和腹肌的收缩和舒张运动，将腹腔压力和容积的变化传导给胸腔，从而影响肺扩张的呼吸运动方式。胸式呼吸是通过肋间肌的舒张和收缩使胸廓起伏，改变胸腔内的压力和容积，从而影响肺的扩张的呼吸运动方式。腹式呼吸运动相对于胸式呼吸运动幅度更深，可以大大提高肺的通气功能，但大多数人在平静状态下多以胸式呼吸为主。当剧烈运动之后则以腹式呼吸运动为主。在某些病理状态下仅仅出现胸式呼吸或腹式呼吸，因此两种呼吸运动方式可以单独存在，也可以同时存在，还可以交替进行，具体与人的身体状态有关。

（二）呼吸频率

人体正常的呼吸频率维持在每分钟 12～24 次。正常呼吸的次数随年龄改变，一般年龄越小呼吸越快。平静呼吸时，成人为 16～20 次/分钟，儿童为 30～40 次/分钟。

以下为呼吸频率的改变。

1. 呼吸增快（>24 次/分钟）

正常者见于情绪激动、运动、进食、气温升高；异常者见于高热、缺氧、肺炎、哮喘、心力衰竭、贫血和甲状腺功能亢进等。一般体温每升高 1℃，呼吸频率约增加 4 次/分钟。

2. 呼吸减慢（<10 次/分钟）

颅内压增加，颅内有肿瘤，麻醉剂、镇静剂使用过量，以及胸膜炎等，都会导致呼吸减慢。

（三）呼吸节律

在静息状态下，正常人的呼吸节律基本是均匀而整齐的。在病理状态下，往往出现各种呼吸节律的变化。

1. 潮式呼吸

潮式呼吸是一种由浅慢逐渐变为深快，然后再由深快转为浅慢，随之出现一段呼吸暂停后，又开始如上变化的周期性呼吸。潮式呼吸周期长达 30 秒～2 分钟，暂停期可持续 5～30 秒，所以经过较长时间仔细观察才能了解周期性节律变化的全过程。

2. 间停呼吸

间停呼吸表现为有规律呼吸几次后，突然停止一段时间，又开始呼吸，即周而复始的间停呼吸。

以上两种周期性呼吸节律的变化的机制是由于呼吸中枢的兴奋性降低，使调节呼吸的反馈系统失常。只有缺氧严重，二氧化碳潴留到一定程度时，才能刺激呼吸中枢，此时呼吸恢复和加强；积聚的二氧化碳呼出后，呼吸中枢又失去有效的兴奋性，使呼吸再次减弱，进而暂停。这种呼吸节律的变化多发生于中枢神经系统疾病，如脑炎、脑膜炎、颅内压增加，以及某些中毒情况，如糖尿病酮症酸中毒、巴比妥中毒等。然而，必须注意，有些老年人深睡时也会出现潮式呼吸，此为脑动脉硬化、中枢神经供血不良的表现。

3. 抑制性呼吸

此为胸部发生剧烈疼痛所致的呼气相突然中断，呼吸运动突然短暂地受到抑制，患者表情痛苦，呼吸较正常呼吸浅而快。抑制性呼吸见于急性胸膜炎、胸膜恶性肿瘤、肋骨骨折及胸部严重外伤等伤病。

4. 叹气样呼吸

叹气样呼吸表现为在一段正常的呼吸节律中插入一次深度呼吸，并常伴有叹气声。此多为功能性改变，见于神经衰弱、精神紧张或抑郁症。

（四）呼吸深度

深而大的呼吸常见于严重的代谢性酸中毒、糖尿病酮症酸中毒、尿毒症酸中毒。

浅呼吸常见于药物使用过量、肺气肿、电解质紊乱。

三、脉搏

脉搏指人体表可触摸到的动脉的搏动。

人体循环系统由心脏、血管、血液组成，负责人体氧气、二氧化碳、养分和废物的运输。血液经心脏左心室收缩挤压流入主动脉，随即传递到全身动脉。动脉为富有弹性的结缔组织与肌肉形成的管路。大量血液进入动脉，使动脉压力增加，使管径扩张，在体表浅处动脉可感受到这一扩张，即脉搏。

（一）脉搏测量

脉搏通常通过两侧桡动脉检查。先让患者安静休息5～10分钟，将手平放在适当位置，坐卧均可。检查者将右手食指、中指、无名指并齐按在患者手腕段的桡动脉处，压力大小以能感到清楚的动脉搏动为宜，数半分钟的脉搏数，再乘以2，即得1分钟脉搏次数。心脏病患者应测1分钟。

当桡动脉不便测量或测不出时，可通过以下动脉测量脉搏。

（1）颈动脉，位于气管与胸锁乳突肌之间。
（2）肱动脉，位于肘窝肘横纹上内1/3处（臂内侧肱二头肌内侧沟处）。
（3）股动脉，位于大腿上端，腹股沟中点稍下方的一个强大的搏动点。

正常人动脉搏动的节奏是均匀的。如果脉搏忽快忽慢，或时有时无，就代表心律失常；如果经常出现这种现象，就应该去医院做进一步的检查和治疗。

> **知识小贴士**
>
> **桡动脉和尺动脉**
>
> 手腕动脉有两根，一根是桡动脉，另一根是尺动脉，如图2-1所示。桡动脉位于前臂的桡侧，即拇指侧；尺动脉位于前臂的尺侧，即小手指侧。
>
>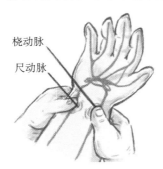
>
> 图2-1　桡动脉和尺动脉
>
> 桡动脉位置相对处于表浅位置，桡动脉的搏动在临床上很容易触及。而尺动脉位置较深，且有些人存在变异，因此难以触及尺动脉的搏动。由于桡动脉的搏动较易触及，且位置表浅，因此在临床上常用作动脉采血的部位，以及冠心病、冠脉造影、冠脉支架等介入治疗的入路。

（二）脉搏正常值

正常人每分钟脉搏次数与心跳一致，节律均匀，间隔相等。

成人脉搏为 60～100 次/分钟，儿童脉搏一般为 100～120 次/分钟，婴儿脉搏一般为 120～140 次/分钟。

不同性别、年龄的人脉搏略有差异。一般来说，女性脉搏比男性脉搏稍快，小孩脉搏比老人脉搏稍快。人在白天进行各种活动，血液循环加快，因此脉搏快些，夜间活动少，因此脉搏慢些。

（三）脉搏异常

1. 脉搏增快（≥100 次/分钟）

生理情况有情绪激动、紧张、剧烈体力活动（如跑步、爬山、爬楼梯、扛重物等）、天气炎热、饭后、酒后等；病理情况有发热、贫血、心力衰竭、心律失常、休克、甲状腺功能亢进等。发热时脉搏会增快，一般体温每升高 1℃，脉搏会增加 10～20 次/分钟；但伤寒患者例外，虽然体温很高，但脉搏并不加快，即所谓相对缓脉。

2. 脉搏减慢（≤60 次/分钟）

病理情况有颅内压增加、阻塞性黄疸、甲状腺机能减退等。但是，经常进行体育锻炼者（特别是长跑运动员）脉搏常常低于 60 次/分钟，主要原因是心脏每搏输出量较大。

3. 脉搏消失

脉搏消失即不能触到脉搏，多见于重度休克、重度昏迷者等。

四、血压

血压是指血液在血管内流动时作用于单位面积血管壁的侧压力，它是推动血液在血管内流动的动力，在不同血管内分别称为动脉血压、毛细血管压和静脉血压。通常所说的血压是指体循环的动脉血压。心室收缩，血液从心室流入动脉，此时血液对动脉的压力最高，称为收缩压，也叫高压；心室舒张，动脉血管弹性回缩，血液仍慢慢继续向前流动，但血压下降，此时的压力称为舒张压，也叫低压。

（一）血压测量

血压用血压计测量。

血压计分汞柱式血压计、弹簧式血压计、电子血压计（如图 2-2～图 2-4 所示）。较为准确的是汞柱式血压计，航班上配备的是电子血压计。常用的测量血压的部位是上肢的肱动脉处。

用电子血压计测量血压时有以下注意事项。

（1）需在安静状态测量，运动后或情绪激动要安静休息 5 分钟后再测量。

（2）取坐位或卧位，露出一臂，裸露手臂或仅穿薄衣，上臂与心脏处于同一水平位置。

（3）缠绕袖带，将袖带下缘小三角图标对准上臂动脉。臂带捆绑力度适中，以能放进一根手指为宜；臂带下方距肘关节 2 厘米（大约两根手指）。

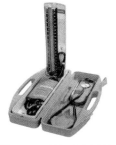
图2-2 汞柱式血压计

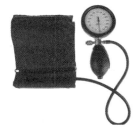
图2-3 弹簧式血压计

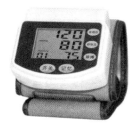
图2-4 电子血压计

（4）被测量者手心向上，手掌放松，身体放松，保持平静。

（5）在测量过程中避免说话和移动身体。

（二）血压诊断

1. 正常情况

成人收缩压为90～140毫米汞柱，舒张压为60～90毫米汞柱；新生儿收缩压为50～60毫米汞柱，舒张压为30～40毫米汞柱。49岁以后，收缩压随年龄增长有所升高。

2. 血压异常

成人血压≥140/90毫米汞柱，称为高血压，常见于精神紧张、高血压病等；血压≤90/60毫米汞柱，称为低血压，多见于休克、心脏病、严重脱水、心衰等。

3. 脉压升高

脉压＞40毫米汞柱，见于主动脉瓣关闭不全、主动脉硬化、甲状腺功能亢进、严重贫血等。

4. 脉压降低

脉压＜30毫米汞柱，见于主动脉瓣狭窄、心力衰竭、低血压、心包积液等。

五、体温

体温是指人体内部的温度。人体保持恒定的体温，是保证新陈代谢和生命活动正常进行的必要条件。人体能够通过对体内产热和散热过程的调节保持体内温度的动态平衡，以适应不同的环境温度变化。

体温是反映人体健康状况的重要指标之一，其准确性直接影响到对疾病的诊断和治疗。

（一）测量工具

常用的体温测量工具有水银体温计（图2-5）、电子体温计（图2-6）和红外线体温计（又名耳温枪，图2-7）。机上应急医疗箱配备了对人体无害的电子体温计。

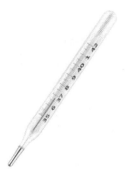 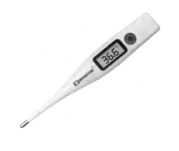 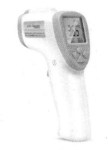

图 2-5　水银体温计　　　　　图 2-6　电子体温计　　　　　图 2-7　红外线体温计

知识小贴士

飞机上可以携带水银体温计吗？

汞是在常温常压下以液态存在的一种金属，俗称水银。水银温度变化非常大，可以用来进行体温测量。水银体温计价格实惠，而且性能稳定，因此是我国医院和家庭当中常备的一种物品。

但是，水银体温计破碎后，水银漏出，其毒性可以对人体造成危害，吸入呼吸道可能导致中毒。因此，当水银体温计不小心被打碎之后，首先必须进行良好通风，降低空气中水银的浓度，降低危险系数。欧盟从 2005 年起就逐渐禁止水银体温计在欧洲市场的销售。

飞机的机身由铝板组成，铝是一种很活泼的金属，很容易被空气中的氧气氧化成氧化铝。水银体温计中的水银有种比较神奇的特性，可以溶解大部分金属，形成汞齐。汞与铝反应形成铝汞齐，铝汞齐接触到空气中的水，进而发生化学反应，最后生成质地疏松的氢氧化铝。也就是说，少量的水银就可以持续地使铝发生腐蚀。所以，当你携带一支水银体温计，恰巧在飞机上打碎了，如果水银落到有划痕的铝制机身上，那么，即使少量的水银也可能导致悲剧发生。这也是禁止旅客携带水银体温计登机的原因。

有人习惯用体温计量体温，那么乘机时对携带体温计有什么要求？

中国民用航空局规定：水银体温计是不能随身携带的，只能办理托运，且必须将水银体温计放置在保护盒里。

旅客想携带体温计乘机出行，可携带电子体温计，但要注意，如果电子体温计含有锂电池，就应该遵守相关规定：锂电池额定能量不超过 100 瓦时或锂含量不超过 2 克，并且采取防止短路的措施。

（二）测量方法

常见的体温测量方法有口测法、腋测法、肛测法。测量体温三法如表 2-1 所示。

腋测法不易发生交叉感染，是测量体温最常用的方法，在飞机上通常采取腋测法。

表 2-1　测量体温三法

名称	部位	不适用人群	时间/分钟	正常值/℃
口测法	口腔舌下，闭口	神志不清者、精神异常者和婴幼儿	3～5	36.2～37.2
腋测法	腋窝顶部，夹紧	极度消瘦者、两侧腋窝烧伤感染者	5～10	36～37
肛测法	入肛门 3～4 厘米	成人、神志不清者	3～4	36.5～37.7

测量体温时需要注意以下事项。

（1）测量体温时先检查体温计是否完好，用酒精棉擦拭体温计（水银体温计应将水银柱甩至 35℃以下）。

（2）腋下温度比口腔温度低 0.5℃，进行腋下测温时，应将腋下读数加上 0.5℃。

（三）异常体温

1. 体温升高

体温升高多见于流感、中毒、炎症、中暑等疾病。37.4～38℃为低热；38.1～39℃为中热；39.1～41℃为高热；41℃以上为超高热。

2. 体温降低

体温低于 36℃，多见于休克、大出血、慢性疾病、年老体弱、重度营养不良、在低温环境中暴露过久等。

> **知识小贴士**
>
> **低温症**
>
> 低温症是指人体深部温度（直肠、食管、鼓室）低于 35℃的状态，低温症可直接或间接造成死亡。如果体温降到 32℃以下，人体器官将无法正常代谢和工作，患者就可能出现面色灰白、皮肤温度降低，以及意识障碍等症状。如果体温持续下降，就会造成弥漫性血管内凝血，以及诱发支气管痉挛，严重者诱发心律失常，危及生命。
>
> 缺乏适当的保暖设备，或长期暴露在低温环境下，特别是身体热量损耗超过补充的热量和在衣物潮湿的情况下，会产生体温下降的生理反应。当体温降到 35℃以下时，人体即进入失温状态。
>
> 处理步骤：防止患者继续丧失体温，并逐步协助患者获得正常体温。将患者带离恶劣的低温环境，并移至温暖的地方（帐篷、屋内）。若情况允许，可在户外生火取暖。帮患者脱掉潮湿冰冷的衣物，以温暖的衣物、睡袋包裹患者全身。待患者意识清醒时，可让患者喝一些甜而热的饮品。若患者已不省人事，则让其以复原姿势躺着。可给予患者热水袋或施救者以体温传导，以防患者体温再度下降。若患者呼吸及心跳停止，应展开心肺复苏，并尽快送医。切记不可让患者喝酒，亦不可擦拭或按摩患者四肢，也不可鼓励患者运动。

六、瞳孔

瞳孔是指人眼睛虹膜中心的小圆孔，是光线进入眼睛的通道，俗称"黑眼珠"。虹膜上瞳孔括约肌收缩，瞳孔收缩；瞳孔开大肌收缩，瞳孔散大。瞳孔开大和收缩控制着进入瞳孔的光线。

（一）瞳孔正常值

瞳孔的直径正常值是一个范围，一般为2～5毫米，平均值是2.5毫米。左右双眼的瞳孔，两侧瞳孔等大同圆，对光刺激反应灵敏。当手电筒光线直射时，两侧瞳孔立即缩小，光源移开后瞳孔迅速恢复原状。

（二）瞳孔异常

瞳孔异常是指一侧或两侧瞳孔异常扩大或缩小、对光反应迟钝或消失等。常见瞳孔异常如图2-8所示。

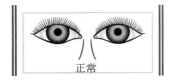
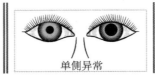
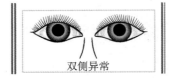

图2-8　常见瞳孔异常

1. 瞳孔缩小

瞳孔直径＜2毫米，称为瞳孔缩小。

一侧瞳孔缩小可见于动眼神经受刺激、颈交感神经破坏、角膜有异物等。

两侧瞳孔缩小，可见于婴儿、老年人。梅毒、脑桥病变、脑血管病、药物中毒（吗啡中毒）、有机磷中毒等可引起两侧瞳孔缩小。

2. 瞳孔散大

瞳孔直径＞5毫米，称为瞳孔散大。

一侧瞳孔散大可见于动眼神经损伤、海马沟回疝或颈交感神经受刺激、眼外伤、视力下降等。

两侧瞳孔散大可见于中脑病变、中枢神经系统感染性疾病、脑血管病、脑缺氧、脑肿瘤、颅脑外伤、药物中毒（如阿托品等）、疼痛、恐惧、甲状腺功能亢进、先天性异常等。

3. 瞳孔不等大

瞳孔不等大由一侧动眼神经麻痹、颅底病变、大脑或中脑病变、脑交感神经麻痹等引起。

4. 对光反射异常

瞳孔对光反射迟钝或消失，常见于昏迷者。

两侧瞳孔散大，伴有对光反射消失，为人处于濒死状态的表现。

（三）瞳孔观察

分开上下眼睑，观察瞳孔大小、形状，比较两侧瞳孔等大等圆情况，然后将聚光手电从侧面迅速移向瞳孔并立即离开。用同法观察对侧，以观察瞳孔受到光线刺激后的反应（灵敏、迟钝、消失）。

其中，手电筒光源是用来观察瞳孔对直接光放射灵敏度的。观察瞳孔大小在自然光下即可，不需要用手电筒直射瞳孔，但在自然光线不足的情况下，需要用手电筒辅助照射。

七、面容表情

面容是指面貌和气色。表情是指表现在人面部或姿态上的思想感情。因病痛困扰，人在患病后常出现痛苦、忧虑或疲惫的面容与表情。

（一）正常面容

正常人神态安逸，表情自然。

（二）异常面容

1. 苦笑面容

牙关紧闭，面肌痉挛，呈苦笑状；见于破伤风。

2. 病危面容

面色苍白，眼窝凹陷，表情淡漠，目光晦暗，皮肤干燥，无光泽；见于休克、大出血、脱水及急性腹膜炎。

3. 急性病容

面色潮红，兴奋不安，鼻翼翕动，口唇起疱疹，表情痛苦；多见于肺炎链球菌肺炎、疟疾、流行性脑脊髓膜炎等。

4. 慢性病容

面容憔悴，面色晦暗或苍白无华，目光暗淡；见于慢性消耗性疾病，如恶性肿瘤、肝硬化、严重结核病等。

5. 贫血面容

面色苍白，唇舌色淡，表情疲惫；见于各种原因所致的贫血。

6. 甲亢面容

眼裂增宽，眼球凸出，目光炯炯有神，兴奋不安，烦躁易怒；见于甲亢。

工作任务

掌握对四大生命体征的测量。

任务准备

练习对四大生命体征的测量。

任务实施

现场测评

1. 各乘务长和教师担任考评员。
2. 乘务员采取抽签形式决定先后顺序。

任务评价

根据表2-2,对生命体征监测进行考核评分。

表2-2 生命体征监测考核评分标准

班级　　　　姓名　　　　学号

项目	操作要求	分值	得分
职业形象	符合空乘职业形象要求	10	
准备	1. 人员:洗手,戴口罩 2. 用物:备齐并检查用物,合理放置 3. 患者:情绪稳定。核对患者姓名并进行解释,以取得合作。协助患者取舒适卧位 4. 环境:安静、整洁,温度、湿度适宜,光线充足	2 2 4 2	
操作	测腋温: 1. 用消毒纱布擦拭电子体温计测端 2. 擦干腋下汗液,将电子体温计水银端置腋窝处,协助其屈臂过胸,夹紧体温计,5分钟后取出或听到提示音后取出 3. 取出电子体温计 4. 读数,记录 5. 为电子体温计消毒	3 3 3 3 3	
	测脉搏: 1. 患者取卧位或坐位,露出手腕,手心向上 2. 以食指、中指、无名指的指端按压桡动脉处,力度适中,以能清楚测得脉搏搏动为宜 3. 计数:正常脉搏测量30秒,将结果乘以2	5 5 5	
	测呼吸: 1. 将手放在患者的诊脉部位,似诊脉状,观察患者胸部或腹部的起伏,一起一伏为一次呼吸(深度、节律、音响、形态及有无呼吸困难) 2. 正常呼吸测30秒,将结果乘以2,呼吸异常或婴儿测量1分钟 3. 对于不易观察的危重患者,可将少许棉絮置于患者鼻孔前,观察棉絮被吹动次数,计数1分钟	5 5 5	

续表

项目	操作要求	分值	得分
操作	测血压： 1. 露出一臂，裸露手臂或仅穿薄衣，上臂与心脏位于同一水平 2. 缠绕袖带，将袖带下缘小三角图标对准上臂动脉。臂带捆绑力度适中，以能放进一根手指为宜；臂带下方距肘关节2厘米（大约两根手指） 3. 打开电源，按用户键，即自动开始测量	5 5 5	
指导	告知患者测量数据和诊断结果	5	
记录	记录测量数据和测量时间	5	
评价	1. 操作规范、熟练，结果准确 2. 能正确指导患者，表达准确、态度温和	10	
成绩			

考评人1：　　　　　考评人2：

随堂检测

扫码检测

任务二　掌握外伤救护四大技术

知识目标

1. 掌握"先救命，后治伤"的基本原则。
2. 熟悉出血类型和对出血量的判断。
3. 熟悉止血、包扎、固定、搬运的方法和注意事项。

技能目标

根据旅客伤情正确运用止血、包扎、固定、搬运四项基本技术救护。

素质目标

1. 培养民航乘务员精湛的业务技能和崇高的敬业精神。
2. 培养民航乘务员认真负责、严谨细致、临危不乱的心理素质。
3. 培养民航乘务员沉着冷静、精诚配合的团队精神。

任务导入

2021年8月2日14时39分,在由上海飞往贵阳的CZ3658航班上,一名旅客的呼唤铃引起了乘务组的注意。

"乘务员,赶紧过来一下!"正执飞本次航班的南航贵州公司乘务长张文琴连忙走到旅客身边,只见旅客刘先生的右手臂正不停地渗出鲜血,其家属正在用纸巾擦拭。

原来,刘先生近期有全喉切除手术史,医生切除了其右臂部分组织填充喉部,导致伤口渗血。张文琴立即带领乘务员按照南航"木棉管家"处置机上患病旅客的流程,一边安抚刘先生的焦虑情绪,并向机长报告相关情况,一边在机上寻找医务人员。

"不用担心,请相信我们。"在广播寻医未果后,张文琴与乘务员打开急救箱,戴好防护用品并进行消毒,取出绷带和敷料对旅客手臂进行熟练的"秒速"包扎。

经乘务组及时妥善处置,刘先生手臂上的渗血很快被止住了。为确保旅客安全、健康、舒适出行,乘务组对刘先生周边环境进行清洁、整理与消毒,同时提供毛毯和枕头,帮助其休息保暖。

"好多了,我可以飞到贵阳。"在乘务组全程亲和的服务及细心照料下,刘先生的状况得到极大缓解。航班到达后,乘务组与地面服务人员合力将刘先生一行送上了摆渡车,并按照南航防疫规定做好服务用品的后续消毒与交接。

"昨日已顺利抵达,非常感谢您的帮助。"8月3日一早,刘先生发来"报平安"的短信,张文琴与乘务员这下才彻底放了心。

【思考】对刘先生进行的包扎是什么包扎法?在包扎时需要注意哪些方面?

知识导图

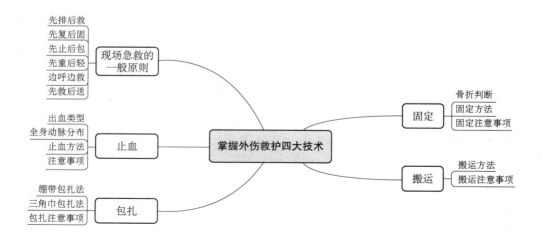

知识讲解

在飞行期间,难免会遇到各种意外,尤其在飞机起落时的机械故障、飞行时遭遇强对流天气影响导致的剧烈颠簸等，都可能造成客舱内人员的砸伤、跌伤、划伤、挫伤等意外伤害。因此，乘务员应认真学习和掌握必要的外伤急救技术，以便在需要时对他人进行救护或自救。

外伤救护技术主要包含止血、包扎、固定和搬运。

一、现场急救的一般原则

（一）先排后救

现场急救时，先根据现场情况排除险情后，再开始急救。

（二）先复后固

当伤病员心跳、呼吸骤停且有骨折时，应先进行心肺复苏至心跳、呼吸恢复后，再进行骨折固定。

（三）先止后包

当伤病员大出血且有创口时，应先止血，再对创口进行包扎。

（四）先重后轻

当有多个伤病员时，应优先抢救情况严重者，后抢救情况较轻者。

（五）边呼边救

在飞机上遇到紧急情况时，乘务员要立即报告乘务长，启动应急程序，立即急救。

（六）先救后送

在机上应急救护中，客舱救护员要遵循"先救命，后治伤"的救护原则，按照"止血—包扎—固定—搬运"的救护顺序，使伤病员得到及时有效的救护。在救治过程中，尽可能保护自身、伤员和其他旅客的安全，同时分工协作并及时上报。

二、止血

血液是维持人体生命活动的重要物质，由血浆和血细胞组成。血管破裂，血液流出，称为出血。

（一）出血类型

出血类型

1. 按出血部位分类

皮肤或黏膜裂开，血液流出体外，称外出血。血管破裂而皮肤黏膜完整，或内脏（如肝、脾、胃、肠等）出血，血液流向组织间隙或体腔，称内出血。

外伤急救主要指对外出血的止血。

2. 按出血血管分类

根据出血血管的不同，出血可分为动脉出血、静脉出血、毛细血管出血，如表 2-3 所示。

表 2-3 按出血血管分类

类型	出血速度	出血状	出血颜色	出血量	出血处理
动脉出血	快	喷射状	鲜红	多	需马上控制
静脉出血	稍慢	涌泉状	暗红	较多	多不能自行止血，较动脉出血容易控制
毛细血管出血	慢	点状渗出，逐渐融合成片	鲜红	少	自行凝固

3. 按出血量分类

成人的血液量约占自身体重的 8%。健康成年人一次失血不超过总血量的 10%，对身体影响不大；当一次失血超过总血量的 20% 时，就会对健康产生严重影响，甚至危及生命。按出血量对人体的不同影响，可将出血分为少量出血、中量出血和大量出血，如表 2-4 所示。

表 2-4 按出血量对人体的不同影响分类

类型	出血量/毫升	占总血量的比例/%	主要症状
少量出血	<500	10～15	症状不明显，20 天后能自主代偿
中量出血	500～1500	15～30	头晕、眼花、心慌、面色苍白、呼吸困难、脉细、血压下降
大量出血	>1500	大于 30	严重呼吸困难、心力衰竭、休克、出冷汗、四肢发凉、血压下降

知识小贴士

世界献血者日

每年的 6 月 14 日是世界献血者日。设立世界献血者日，是为鼓励更多的人无偿献血，宣传和促进全球血液安全规划的实施。

世界献血者日之所以选中这一天，是因为 6 月 14 日是发现 ABO 血型的诺贝尔奖获得者卡尔·兰德斯坦纳的生日。

首个世界献血者日的主题是"献血，赠送生命的礼物。感谢您。"其宗旨在于，通过这一特殊的日子感谢那些拯救数百万人生命的自愿无偿献血者，特别是多次定期捐献血液的个人，颂扬他们无偿捐助血液的无私奉献之举；同时希望全社会对自愿无偿献血的重要性有更广泛的认识，鼓励更多的人，尤其青年，成为合格的经常献血者，在需要拯救生命时提供可使用的安全血液。

有关组织每年选定一个主题和一个城市作为宣传中心。

2022 年世界献血者日的口号是"献血是一种团结行为。加入我们，拯救生命"，全球活动在墨西哥首都墨西哥城举行。

（二）全身动脉分布

要做到准确、有效地止血，应了解全身动脉分布。人体动脉分布如图 2-9、图 2-10 所示。

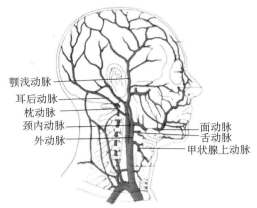

图 2-9　头部颈动脉走形图

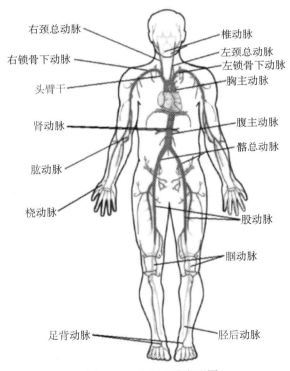

图 2-10　全身动脉走形图

（三）止血方法

1. 指压止血法

指压止血法是指在较大的动脉出血后，用手指、拳头或掌根压住出血的动脉血管上方（伤口近心端），将动脉压向深部的骨头，阻断动脉血运，达到止血的目的，如图 2-11～图 2-19 所示。这是一种不需要任何器械的简便、快速有效的止血方法，但止血时间短暂，常需要与其他方法结合使用。指压止血法适用于头、颈、四肢的中等或大动脉出血。主要止血点如表2-5所示。

操作方法：

（1）准确掌握动脉压迫点。

（2）压迫力度适中，以伤口不出血为准。

（3）压迫10～15分钟，仅短暂急救止血（不适合长时间止血，在血止住后，需要立即用其他方法止血）。

（4）将受伤肢体抬高并保持。

表 2-5 主要止血点

部位	压迫点	适用的出血部位	注意点
头部	颞浅动脉	同侧头顶部的出血	
	面动脉	同侧颜面部的出血	
	枕动脉	同侧头后部的出血	
	颈动脉	同侧头面部的止血	禁止两侧同时压迫，以免影响脑部供血
上肢	锁骨下动脉	同侧肩部、腋部、上肢的出血	
	肱动脉	同侧臂的出血	屈肘抬高上肢
	尺、桡动脉	同侧手部的出血	
下肢	股动脉	同侧大腿以下部位的出血	双手拇指重叠或掌根重力压迫
	足背、胫后动脉	同侧足部的出血	

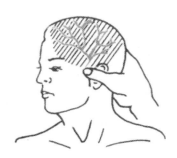

图 2-11 颞浅动脉压迫

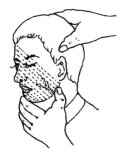

图 2-12 面动脉压迫

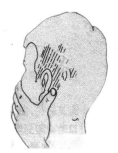

图 2-13 枕动脉压迫

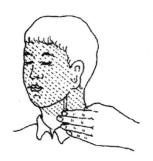

图 2-14 颈动脉压迫

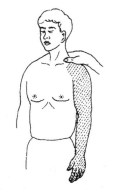

图 2-15 锁骨下动脉压迫

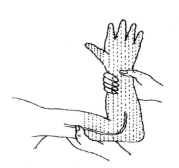

图 2-16 肱动脉压迫

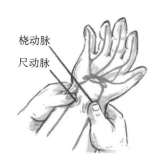

图 2-17 尺、桡动脉压迫

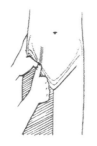 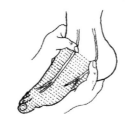

图 2-18　股动脉压迫　　　图 2-19　足背、胫后动脉压迫

2. 加压包扎止血法

加压包扎止血法是最常用且有效的一种止血方法，主要用于一般伤口出血的止血，如图 2-20 所示。

加压包扎止血法

操作方法：先用无菌敷料覆盖伤口，然后用纱布、布料等折叠成相应大小的垫子放在无菌敷料上，再用绷带或三角巾加压包扎。压迫伤口的敷料应超过伤口周边至少 3 厘米，包扎松紧以能达到止血目的而又不影响血液循环为宜。

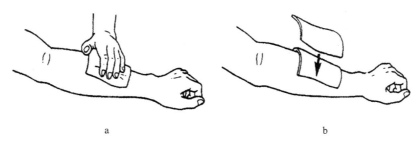

a　　　　　　　　　　　　b

图 2-20　加压包扎止血法

3. 加垫屈肢止血法

该方法用于前臂和小腿部位有较大出血时的止血。

操作方法：在肘关节、膝关节屈侧加垫，强力屈曲肢体，再用三角巾等缚紧固定，如图 2-21 所示。

屈曲加垫止血法

对已有或疑有肢骨、关节损伤者禁用此法，以免给伤病员造成更大的痛苦。

用加垫屈肢止血，要经常注意肢体远端的血液循环情况，如果血液循环完全被阻断，则需要每隔 40～50 分钟缓慢松开绷带 3～5 分钟，以防肢体坏死。

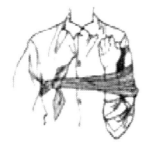 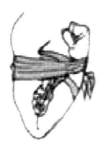 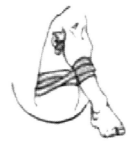 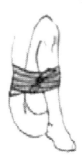

a. 前臂止血　　　　　　　　　　b. 小腿止血

图 2-21　加垫屈肢法

止血带止血法

4. 止血带止血法

该方法主要用于四肢较大动脉出血或采用加压包扎后不能有效控制的大出血。

止血带使用不当或使用时间过长,易造成更严重的出血或远端肢体缺血、坏死,所以在使用时要特别小心。

常用止血带有橡皮止血带和表带式止血带。在紧急情况下,也可以将绷带、布带、三角巾等作为止血带。

(1)橡皮止血带止血法。

操作方法:如图 2-22 所示,在伤口近心端的肢体上,先用衬垫(毛巾、三角巾等)垫好,救护员用左手拇指与食指、中指拿好止血带的一端约 10 厘米处,右手拉紧长头绕肢体一圈,然后压住止血带的一头再绕一周,用左手食指和中指夹紧止血带尾端,向下拉出固定即可。同时,在明显的部位注明结扎止血带的时间,精确到分钟。

(2)表带式止血带止血法。

操作方法:如图 2-23 所示,将伤肢抬高,在上臂的上 1/3 段或大腿中上段垫好衬垫(绷带、毛巾、平整的衣物等),将止血带缠在肢体上,一端穿进扣环,并拉紧至伤口不出血为度,最后在明显的部位注明结扎止血带的时间,精确到分钟。

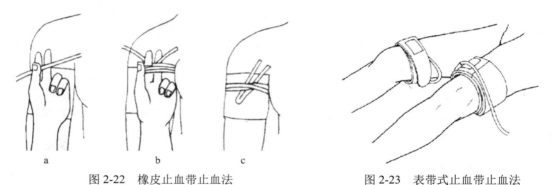

图 2-22 橡皮止血带止血法　　　　图 2-23 表带式止血带止血法

(3)布料止血带止血法。

布料止血带止血法仅限于在没有上述止血带的紧急情况时临时使用。布料止血带没有弹性,很难真正达到止血目的,如果过紧就会造成肢体损伤或缺血坏死,故仅可短时间谨慎使用。

操作方法:如图 2-24 所示,将三角巾或围巾、领带等布料折叠成带状,在上臂的上 1/3 段或大腿中上段垫好衬垫(绷带、毛巾、平整的衣物等),用制好的布料带在衬垫上加压绕肢体一周,两端向前拉紧,打一个活结,取绞棒(竹棍、木棍、笔、勺把等)插在带状的外圈内,然后提起绞棒旋转绞紧至伤口停止出血为度,将绞紧后棒的另一端插入活结小圈内固定,最后在明显的部位注明结扎止血带的时间,精确到分钟。

5. 填塞止血法

该方法一般适用于大腿根部、腋窝、肩部、口、鼻等难以加压包扎的较大出血。

操作方法:先将无菌敷料填入伤口,再用大块敷料加压包扎。

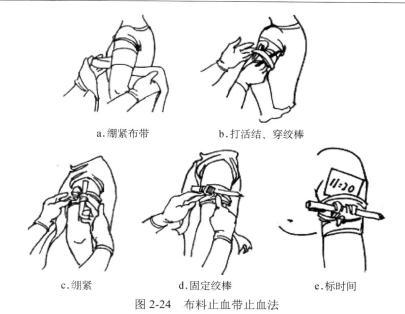

a.绷紧布带　　　　b.打活结、穿绞棒

c.绷紧　　　　d.固定绞棒　　　　e.标时间

图2-24　布料止血带止血法

（四）注意事项

使用止血带止血时应注意以下事项。

（1）止血时尽可能戴上医用手套。若无医用手套，则可将塑料袋、餐巾纸、干净布等作为隔离层。若必须用裸露双手处理伤口，则在伤口处理完毕后用肥皂仔细清洗双手。

（2）止血时需脱去或剪开衣服，暴露伤口，以便检查出血部位。

（3）根据出血部位和出血量的多少，采取不同的止血方法。

（4）不要对嵌有异物或骨折外露的伤口直接进行压迫止血。

（5）不要去除血液浸透的敷料，而应在其上方加敷料并保持压力。

（6）上止血带前，应先将伤肢抬高，促使静脉血液回流，以减少血液流失。

（7）止血带不要直接结扎在皮肤上，应先用平整的衬垫垫好，再结扎止血带。

（8）结扎止血带的部位应在伤口的近端。上肢结扎应在上臂的上1/3处，应避免结扎在中1/3以下，防止损伤桡神经；下肢结扎应在大腿中上部。

（9）止血带松紧要适度，以伤口停止出血为度。止血带过紧容易造成肢体损伤或缺血坏死；止血带过松只能压迫静脉，使静脉血液回流受阻，反而加重出血。

（10）结扎好止血带后，要在明显部位加上标记，注明结扎止血带的时间，应精确到分钟。

（11）结扎止血带的时间一般不应超过2小时，而且每隔40～50分钟或发现伤员远端肢体变凉，应松解一次，以暂时恢复远端肢体的供血。松解时，如果有出血现象，则可压迫伤口止血。松解约3分钟后，在比原结扎部位稍低的位置重新结扎止血带。

（12）禁止用细铁丝、电线、绳索等止血。

（13）止血带只有在紧急情况下方可使用。

止血注意事项

三、包扎

包扎的目的是保护伤口、减少感染、固定敷料、帮助止血等。

飞机上常用的包扎材料有绷带、三角巾。在紧急情况下，相对干净的毛巾、领带、领花、衣物等也可以使用。

（一）绷带包扎法

绷带包扎法是用途最广、最方便的包扎方法。

1. 环形包扎法

该方法适用于包扎粗细均匀的肢体部位，如颈部、胸腹部、手腕等，如图 2-25 所示。

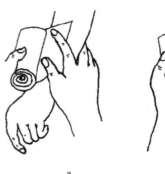
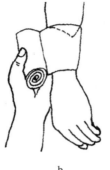

a　　　　b

图 2-25　环形包扎法

操作方法：

（1）将伤口用无菌或干净的敷料覆盖，固定敷料。

（2）将绷带打开，一端稍做斜状环绕第一圈，将第一圈斜出一角压入环形圈内，环绕第二圈。

（3）加压绕肢体环形缠绕 4～5 层，每圈盖住前一圈，绷带缠绕范围要超出敷料边缘。

（4）最后用胶布粘贴固定，或将绷带尾端从中央纵行剪成两个布条，两布条先打一结，然后再缠绕肢体打结固定。

2. 螺旋包扎法

螺旋包扎法适用于包扎肢体粗细差不多的部位，如上臂、躯干、大腿等，如图 2-26 所示。

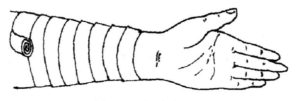

图 2-26　螺旋包扎法

操作方法：

（1）取无菌敷料覆盖伤口。

（2）包扎第一圈和第二圈同环形包扎法。
（3）从第三圈开始，在环绕时压住前一圈的1/3或1/2，螺旋向上缠绕。
（4）最后用胶布粘贴或打结固定。

3. 螺旋反折包扎法

螺旋反折包扎法适用于肢体上下粗细不等部位的包扎，如小腿、前臂等，如图2-27所示。

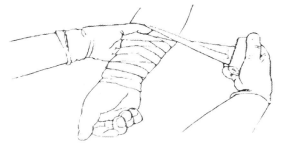

图2-27　螺旋反折包扎法

螺旋反折
包扎法

操作方法：
（1）用无菌敷料覆盖伤口，先用环形法固定始端。
（2）先将绷带以螺旋形缠绕，待到渐粗的地方，每缠绕一圈在同一部位反折一次，盖住前一圈的1/3~2/3，从下向上缠绕。在反折时，以左手拇指按压住绷带上面的正中处，用右手将绷带向下反折，向后绕并拉紧。
（3）反折处要避开伤口和骨隆突处，最后固定。

4. "8"字包扎法

"8"字包扎法适用于手（足）掌、手（足）背、四肢关节（肘、膝、踝）的包扎，如图2-28所示。

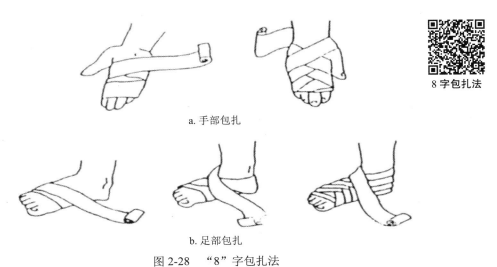

a. 手部包扎

b. 足部包扎

图2-28　"8"字包扎法

8字包扎法

操作方法：
（1）用无菌敷料或干净的敷料覆盖伤口。
（2）包扎时从关节下方开始，先进行环形包扎。

（3）在关节处从下向上、从上向下进行"8"字形缠绕，逐渐靠近关节。
（4）最后在关节处以环形包扎法结束。
（5）肘部要弯着包扎，膝部要伸直包扎，以维持肢体的功能。

5. 回返包扎法

回返包扎法适用于头部、肢体末端或断肢部位的包扎，如图 2-29 所示。

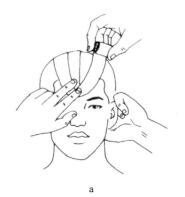
a

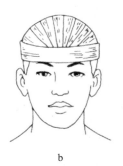
b

回返包扎法

图 2-29　回返包扎法

操作方法：
（1）用无菌或干净的敷料覆盖伤口，在肢体末端先用环形包扎法包扎两圈，固定始端。
（2）第一圈从中部开始，或左或右，或左右各一圈，反折包扎。由助手按压反折端，直至将敷料完全覆盖。
（3）回到起始部位（肢体末端），以环形包扎法包扎两圈结束并固定。

（二）三角巾包扎法

三角巾用途广泛，适用于各个部位的包扎，其操作简单，但不便加压，也不够牢固。三角巾的制作也很简单，用一米见方的布，从对角线剪开即可。三角巾也可作为悬吊带。

1. 头部包扎法

如图 2-30 所示，将三角巾的底边折叠成约 2 横指宽，将边缘置于伤员前额齐眉处，将顶角向后。将三角巾的两底角经两耳上方拉向头后部枕骨下方，交叉并压住顶角。将三角巾绕回前额齐眉处打结。将顶角拉紧，折叠后掖入头后部交叉处内。

头部包扎法

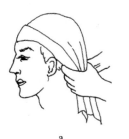
a

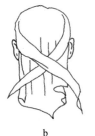
b

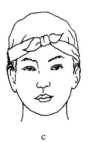
c

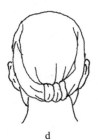
d

图 2-30　头部包扎法

2. 上肢包扎法

如图2-31所示，将三角巾底边平行于患肢，放于背后，用底角打结。将顶角围着手部伤口部位缠绕绑紧打结，再把底角和上面的角打结。

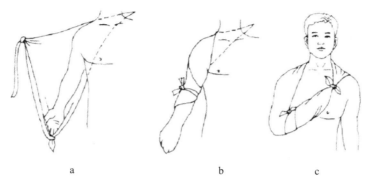

图2-31 上肢包扎法

3. 单肩燕尾包扎法

如图2-32所示，将三角巾折叠成燕尾式，燕尾夹角约80°，大片在后压住小片，放于肩上。将燕尾夹角对准伤侧颈部。用燕尾底边两角包绕上臂三角肌下缘并打结固定。向对面一侧拉紧两个燕尾角，分别经胸部、背部至对侧腋前或腋后线处打结。

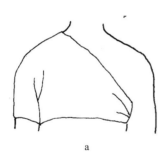 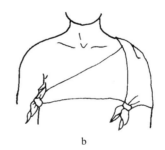

图2-32 单肩燕尾包扎法

4. 单侧胸背部包扎法

如图2-33所示，将三角巾底边向下，围绕胸部，在背后打结；将顶角绕过伤肩部和底边，打结固定。

包扎背部时方法同上，位置相反，在胸前打结。

单侧胸部三角巾包扎法

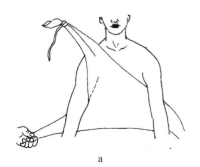 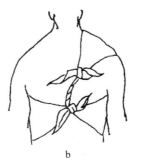 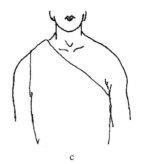

图2-33 单侧胸背部包扎法

5. 下腹（会阴）部包扎法

如图 2-34 所示，将三角巾顶角向下，底边向上，将两底角在腰后打结，将顶角通过会阴部与两底角接头打结即可。

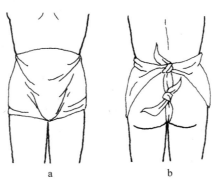

图 2-34　下腹（会阴）部包扎法

6. 手、足部包扎法

将三角巾展开。将手指或足趾尖对向三角巾的顶角。将手掌或足平放在三角巾的中央。在指缝或趾缝间插入敷料。将顶角折回，盖于手背或足背。将两个底角分别围绕到手背或足背交叉，再在腕部或踝部围绕一圈后在腕部背面或踝部前方打结。图 2-35 所示为手部包扎法。

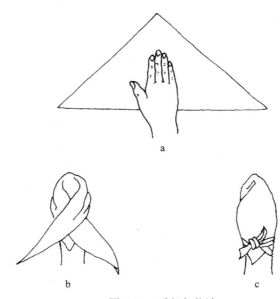

图 2-35　手部包扎法

手足部三角巾包扎法

7. 悬臂带

（1）小悬臂带。

如图 2-36 所示，将三角巾折叠成适当宽的条带。将条带中央放在前臂的下 1/3 处或腕部。将一个底角放于健侧肩上，将另一个底角放于伤侧肩上。将两个底角绕颈在颈侧方打结。

悬臂带三角巾包扎法

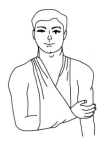

图 2-36 小悬臂带

（2）大悬臂带。

如图 2-37 所示，将三角巾顶角对着伤肢肘关节，将一个底角置于健侧胸部，过肩到背后。将伤臂屈肘（功能位）放于三角巾中部。用另一个底角包绕伤臂反折至伤侧肩部。将两个底角在颈侧方打结，将顶角向肘部反折，用别针固定或卷紧后掖入肘部，也可将顶角系带绕背部至对侧腋前线与底边相系。将前臂悬吊于胸前。

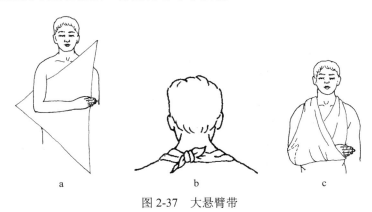

图 2-37 大悬臂带

（三）包扎注意事项

（1）简单清创后再包扎，不准用手和脏物接触伤口，不准用水冲洗伤口（化学伤除外），不准轻易取出伤口内异物，不准轻易把脱出体腔的内脏送回。

（2）从远心端向近心端包扎。

（3）应将指（趾）端外露，以便观察血液循环。

（4）一般将结打在肢体外侧面，严禁在伤口、骨隆突处或易受压的部位打结。

（5）包扎牢靠，松紧适宜。

四、固定

为了避免骨折断端对血管、神经、肌肉和皮肤等组织造成损伤，减轻伤员的痛苦，以及便于搬运和转运伤员，凡发生骨折或怀疑有骨折的伤员，均必须在现场立即采取骨折临时固定措施。

（一）骨折判断

具有以下体征时，需按骨折处置。

1. 疼痛

突然表现出剧烈疼痛,受伤处有明显的压痛点,在移动时有剧痛,在安静时疼痛减轻。根据疼痛的轻重和压痛点的位置,可以大体判断骨折的部位。无位移的骨折只有疼痛,没有畸形,但局部可有肿胀和血肿。

2. 肿胀或瘀斑

出血和骨折端的错位、重叠,都会使外表呈现肿胀现象,瘀斑严重。

3. 功能障碍

原有的运动功能受到影响或完全丧失;有骨擦音或骨擦感(也就是摆动和触摸骨折的肢体时局部可以听到咔嚓咔嚓的声音)。

4. 畸形

肢体出现长短粗细、高突凹陷及特殊的畸形。

(二)固定方法

骨折固定最理想的材料是夹板、石膏绷带、外展架。但是,受客舱条件限制,需要就地取材,将急救箱的夹板、杂志、硬纸板、木板、折叠的毯子、雨伞等作为临时夹板,也可用健侧肢体、躯干进行临时固定。

骨折的固定方法

1. 头部骨折固定

如图 2-38 所示,这种方法适用于下颌、前额、颞部、耳部小范围伤口和骨折。以下颌骨折为例,将三角巾折叠成三指宽带状,放于下颌敷料处。用两手持带巾两个底角分别经耳部向上提,将长的一端绕头顶与短的一端在颞部交叉成十字,然后将两端水平环绕头部,经额、颞、耳上、枕部,与另一端打结固定。

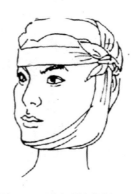

图 2-38 头部骨折固定

2. 颈椎骨折固定

如图 2-39 所示,将木板放置于伤员身体之下,伤员仰卧,在其头枕部垫一薄枕,使头部呈正中位,头部不要前屈或后仰,再在头的两侧各垫枕头或衣服卷,最后用一条带子通过伤员额部固定头部,限制头部前后左右晃动。然后,用绷带或布带将额部、肩和上胸、臀固定于木板上,使之稳固。

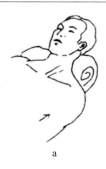
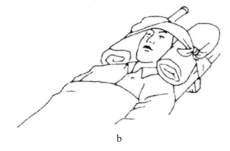

图 2-39　颈椎骨折固定

3. 锁骨骨折固定

如图 2-40 所示，在两腋前上方用毛巾或敷料垫好，将三角巾折叠成带状，呈"8"字形，环绕双肩；拉紧三角巾的两头，在背后打结，尽量保证两肩外展。

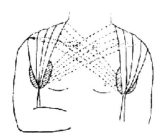

图 2-40　锁骨骨折三角巾"8"字固定

如图 2-41 所示，将两条带状三角巾分别环绕两个肩关节，在肩部打结；在两肩适度后张的情况下，在背部将底角拉紧打结。

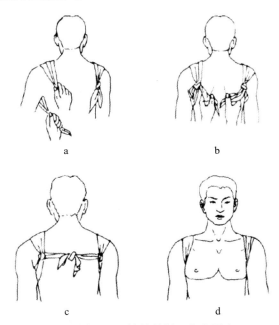

图 2-41　锁骨骨折三角巾固定

如图 2-42 所示，也可以将 T 形夹板贴于背后，在两肩和腰部各用绷带包扎固定。

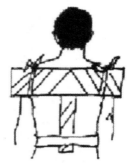

图 2-42　锁骨骨折 T 形夹板固定

4. 肋骨骨折固定

肋骨骨折往往伴有胸腔脏器损伤，要注意有无血气胸发生。对没有明显呼吸困难的肋骨骨折，可在伤员呼气未了时用宽胶布或三角巾紧贴胸廓包扎好，以便限制呼吸运动，减少痛苦。

5. 肱骨骨折固定

如图 2-43 所示，伤员取坐位，将两个夹板放伤员肱骨内侧和外侧，加衬垫后包扎固定；使患肢屈肘，用三角巾悬吊前臂，进行贴胸固定。

如果无夹板，则可用两条三角巾，将一条三角巾中点放在上臂，越过胸部，在对侧腋下打结，用另一条三角巾将前臂悬吊，如图 2-44 所示。

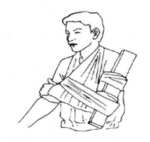

图 2-43　肱骨骨折夹板固定

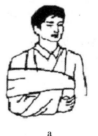 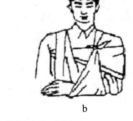

　　　　　　　　　　　　　　a　　　　　　b

图 2-44　肱骨骨折三角巾固定

6. 肘关节骨折固定

如图 2-45 所示，当肘关节弯曲时，用两条带状三角巾和一块夹板把关节固定；当肘关节伸直时，可用一卷绷带和一块三角巾将肘关节固定。

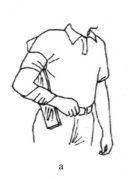 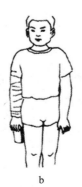

a　　　　　　　　　　b

图 2-45　肘关节骨折固定

7. 桡骨、尺骨骨折固定

如图 2-46 所示，将一块合适的夹板置于伤肢下面，用两条带状三角巾或绷带把伤肢和夹板固定，再用一块燕尾三角巾悬吊伤肢（也可以用一条带状三角巾的两个底边分别绕胸背，在健肢下打结固定）。

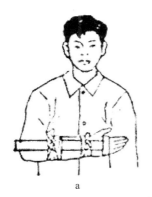 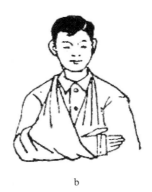

图 2-46　桡骨、尺骨骨折固定

8. 手指骨骨折固定

如图 2-47 所示，利用小棍子或短筷子做小夹板，另外用两片胶布进行黏合固定。若无固定棒棍，可以把伤肢固定在健肢上。

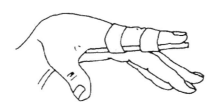

图 2-47　手指骨骨折固定

9. 胸椎、腰椎骨折固定

如图 2-48 所示，使伤员平直仰卧在硬质木板或其他板上，在伤处垫一薄枕，使脊柱稍向上突。然后，用几条带子把伤员固定，使伤员不能左右转动。

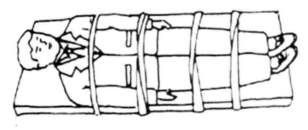

图 2-48　胸椎、腰椎骨折固定

10. 骨盆骨折固定

如图 2-49 所示，将一条带状三角巾的中段放于腰骶部，绕髋前至小腹部，打结固定；再将另一条带状三角巾中段放于小腹正中，绕髋后至腰骶部，打结固定。

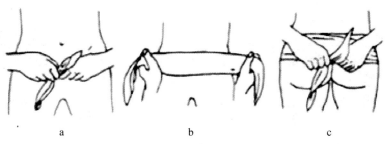

图 2-49　骨盆骨折固定

11. 股骨骨折固定

如图 2-50 所示，将一块长夹板（长度为从伤员的腋下至足跟）放在伤肢侧，另外将一块短夹板（长度为从会阴至足跟）放在伤肢内侧，至少用 4 条带状三角巾分别在腋下、腰部、大腿根部及膝部环绕伤肢包扎固定，注意在关节突出部位放软垫。若无夹板，可以用带状三角巾或绷带把伤肢固定在健肢上。

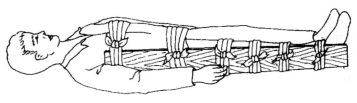

图 2-50　股骨骨折固定

12. 胫骨、腓骨骨折固定

如图 2-51 所示，胫骨、腓骨骨折固定与股骨骨折固定相似，夹板长度稍超过膝关节即可。在无固定材料的情况下，可将伤肢同健肢捆扎在一起。

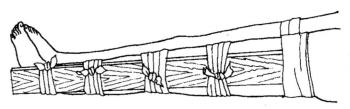

图 2-51　胫骨、腓骨骨折固定

（三）固定注意事项

（1）遇有呼吸、心跳停止者应先进行复苏，有出血的情况先止血，待病情有根本好转后再进行固定。

（2）不能把外露的骨折断端送回伤口内，避免造成感染，只要适当固定即可。若骨折端顶压血管，造成远端肢体血液循环障碍，要先牵引，解除压迫后再固定。

（3）固定范围一般包括骨折处远近两个关节，在固定时需牢靠不移，又不可过紧，以捆扎夹板的布带可上下各移动 1 厘米为宜。

（4）将夹板放在创伤部位的两侧或下方，固定包扎缠绕至少两处。夹板应光滑，靠皮肤的一面最好用软垫垫起,并用纱布包裹两头。

(5)固定四肢时,先固定骨折近端,后固定骨折远端。若固定顺序相反,会导致骨折再度移位。

(6)在固定四肢时,应尽可能暴露手指(足趾),以观察是否指(趾)尖发紫、肿胀、疼痛和有血液循环障碍等。若有上述征象,应松解捆扎的布带,重新捆扎。

(7)对骨折造成的畸形一般不进行整复。

五、搬运

当机上发生意外伤害时,搬运是将伤病员及时、安全、迅速地搬到安全地带,以便其接受进一步治疗的重要救护环节。

单人徒手搬运法

(一)搬运方法

飞机上常用的搬运方法有徒手搬运和担架搬运。

双人徒手搬运法

1. 徒手搬运

徒手搬运适用于现场没有搬运工具的情况,一般分单人搬运、双人搬运、三人搬运和多人搬运。

(1)单人搬运如表 2-6 和图 2-52 所示。

特别提醒:单人搬运不适用于疑似脊柱损伤的伤员。

三人徒手搬运法

表 2-6 单人搬运

搬运法	适用情况	操作方法
扶持法	单侧下肢有轻伤但没有骨折,两侧或一侧上肢有受伤,且在乘务员帮助下能行走的伤员	乘务员把伤员的一只手搭在自己肩上,协助其行走
抱持法	搬运体轻、只有手足部骨折的伤员	乘务员把伤员的一只手搭在自己肩上,然后用一只手抱住其背部,用另一只手托住其大腿,将其抱起
背负法	意识清醒、体重较轻,没有受伤或仅有轻伤且没有骨折的伤员	乘务员把伤员背起来,手从其腿部绕过,向上抓住其双手
拖行法	现场环境危险,搬运不能行走的伤员	腋下拖行法:乘务员将伤员的手臂横放于胸前,将自己的双臂置于伤员的腋下,双手抓紧伤员对侧手臂,将伤员缓慢向后拖行
		衣服拖行法:将伤员外衣扣解开,将衣服从背后反折,用中间段托住颈部和头部。乘务员抓住垫于伤员头部的衣服缓慢向后拖行
		毛毯拖行法:将伤员放在毛毯、被单、被罩等上面。乘务员拉住毛毯、被单、被罩等缓慢向后拖行
		爬行法:适用于空间狭窄或有浓烟的环境,搬运两侧上肢没有受伤或仅有轻伤的伤员

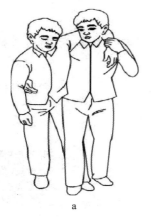
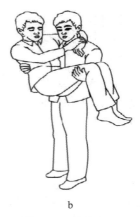
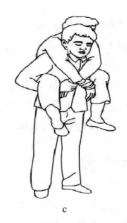

a　　　　　　　　　　　b　　　　　　　　　　　c

图 2-52　单人搬运

（2）双人搬运如表 2-7 和图 2-53 所示。

表 2-7　双人搬运

搬运法	适用情况	操作方法
椅托法	搬运无脊柱、盆骨或大腿骨折，清醒的伤员	两名乘务员面对面，将伤员的两臂搭在各自的肩上。两名乘务员的手在伤员的背部和腿部分别交叉握紧，让伤员坐下靠住。两名乘务员同时站起，行走时同时迈出外侧的腿，保持步调一致
轿杠法	搬运无脊柱、骨盆或大腿骨折，能用双手或一只手抓紧乘务员的伤员	两名乘务员面对面，各自用右手握住自己的左手腕，再用左手腕握住对方的右手腕。乘务员蹲下，伤员坐在乘务员相互握紧的手上，双手分别搭在两名乘务员的肩上。两名乘务员同时站起，行走时同时迈出外侧的腿，保持步调一致
拉车法	在狭窄地方搬运无上肢、脊柱、盆骨或下肢骨折的伤员，或用于将伤员移上椅子、担架	一名乘务员站在伤员后面，双手从伤员的腋下插入，将伤员抱在胸前。另一名乘务员反身站在伤员的两腿之间，用双手抓住伤员的两膝关节。两名乘务员慢慢将伤员抬起，一前一后行走，保持步调一致

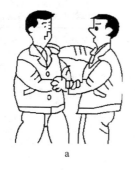
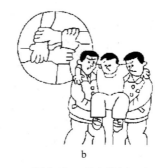
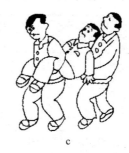

a　　　　　　　　　　　b　　　　　　　　　　　c

图 2-53　双人搬运

（3）三人搬运。对胸椎、腰椎骨折的伤员，一般采用三人搬运，如图 2-54 所示。

操作要点：三名乘务员单膝跪在伤员一侧，分别在肩部、腰部、膝部和踝部将双手伸到伤员对侧，手掌向上抓住伤员。中间的乘务员指挥，三人协调动作，同时用力，保持伤员的脊柱为一条轴线，将其平稳抬起，放于乘务员大腿上。乘务员协调一致地将伤员抬起。若将伤员放下，可按相反的顺序进行。

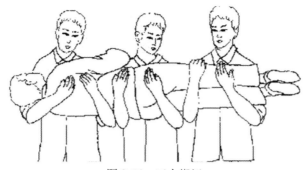

图 2-54　三人搬运

（4）多人搬运。当伤员的情况严重并伴有多发性骨折时，应在保持其体位不变的情况下，多人搬运，将其抬到担架上，如图 2-55 所示。

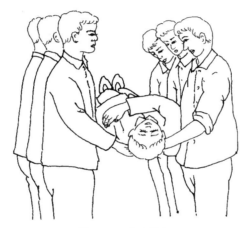

图 2-55　多人搬运

操作方法：两名乘务员专管头部的牵引固定，使伤员头部始终与躯干保持呈直线的位置，维持颈部不动；两人托住伤员臂部和背部；两人托住伤员下肢；六人协调地将伤员抱起，平直放到担架上。

2. 担架搬运

在一般情况下，对肢体骨折或怀疑脊柱受伤的伤员都需要使用担架搬运，可避免加重损伤，如图 2-56 所示。

常用的担架有折叠铲式担架、脊柱板、帆布担架、自制担架（帆布、毛毯、木板等）。折叠铲式担架、脊柱板、木板担架常用于脊柱损伤、骨折伤员的现场搬运；而帆布担架适用于无脊柱损伤，无骨盆或髓部骨折的伤员。

操作方法：

三四人将伤员移上担架，有颈部损伤者应由专人保护头颈部，不要使头颈部屈曲扭转。在转运时，伤员头部向后，足部向前，这样有利于危重伤员头部的血液供应，同时便于后面抬担架者随时观察伤员病情变化。抬担架的人脚步要一致，平稳行进，尤其上下坡时要调整高度，尽量使伤员保持水平位。

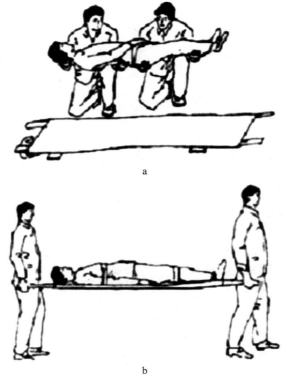

图 2-56　担架搬运

（二）搬运注意事项

（1）需要移动伤员时，应先检查伤员的伤病是否已经得到初步处理，如止血、包扎、骨折固定。

（2）应根据伤员的伤病情况、体重、现场环境和条件、救护员的人数和体力，以及转运路程远近等做出评估，选择适当的搬运护送方法。

（3）怀疑伤员有骨折或脊柱损伤时，不可让伤员试着行走或使伤员身体弯曲，以免加重损伤。

（4）对脊柱损伤（或怀疑损伤）的伤员要始终保持其脊柱为一条轴线，防止脊髓损伤。转运伤员要用硬担架，不可用帆布担架等软担架。

（5）用担架搬运时，必须将伤员固定在担架上，以防途中滑落。一般应使伤员头略高于脚，发生休克的伤员应脚略高于头。在行进时，伤员头在后，以便后面抬担架者观察其情况。

（6）乘务员抬担架时要步调一致，上下台阶时保持担架平稳。

（7）在护送途中，应密切观察伤员的神志、呼吸、脉搏及出血等伤病的变化，如发生紧急情况，应立即处理。

工作任务

旅客外伤救护演练。

任务准备

1. 以乘务组为单位，按照评分表对场景进行编排，乘务组每位成员都要担任四大外伤急救的主要操作者。
2. 自备相关物品。

任务实施

现场测评。

任务评价

根据表2-8，对应对出血与止血技能进行评分。

表2-8 应对出血与止血技能评分表

班级			姓 名		
序号	项目	技术标准		分值	得分
1	观察环境，表明身份，做好自我防护	观察并报告环境安全		2	
		戴手套或口述已做好自我保护		2	
		"我是乘务员，请问有什么可以帮助您吗？"		2	
2	安慰伤员	"不要紧张，我帮您处理伤口。"呼叫乘务员通过广播寻找医务人员		4	
3	检查伤情	检查伤员左前臂，报告伤员左前臂出血，伤口无异物		10	
4	直接压迫止血	用足够大而厚的敷料压迫在伤口上，并施加压力止血		15	
5	指压止血	动脉指压止血位置正确		5	
6	止血带止血	止血带衬垫宽度合适，放置平整。上止血带部位正确（上1/3处）。止血带压力均匀，松紧适度		15	
7	止血效果	检查止血效果，报告"前臂喷射状止血停止"		10	
8	填写标记卡	记录止血时间		10	
9	观察伤肢及伤员	观察伤肢末端血液循环，做好人文关怀，报告操作完毕		10	
10	操作规范性、准确性	要求动作熟练、规范，包扎松紧适度，牢固、有效、整齐		15	
		合计		100	
综合评价	自评（20%）	小组互评（30%）	教师评价（50%）	综合得分	

根据表2-9，对绷带包扎、三角巾包扎技能进行评价。

表2-9 绷带包扎、三角巾包扎技能评价表

班级			姓 名		
序号	项目	技术标准		分值	得分
1	观察环境，表明身份，做好自我防护	观察并报告环境安全		2	
		戴手套或口述已做好自我保护		2	
		"我是乘务员，请问有什么可以帮助您吗？"		2	

续表

班级			姓名		
序号	项目	技术标准		分值	得分
2	安慰伤员	"不要紧张,我帮您处理伤口。"呼叫乘务员通过广播寻找医务人员		4	
3	检查伤情	检查伤员伤肢,报告伤员伤口出血部位,伤口无异物		5	
4	直接压迫止血	用足够大而厚的敷料压迫在伤口上,并施加压力止血		10	
	绷带包扎	根据受伤部位的具体情况,选择合适的绷带包扎方法包扎伤肢,松紧适度、牢固、有效、整齐;在反折包扎时,反折处不要压在伤口上		20	
	三角巾包扎	根据伤情,选择合适的三角巾包扎方法包扎伤肢,松紧适度,牢固、有效、整齐、规范		20	
	承托伤肢	用三角巾大悬带悬吊伤肢,结打在颈后右侧方,伤肢末端略抬高		10	
5	观察伤肢及伤员	观察伤肢末端血液循环,做好人文关怀,报告操作完毕		10	
6	操作规范性、准确性	要求动作熟练、规范,包扎松紧适度,牢固、有效、整齐		10	
7	人文关怀	充分做好人文关怀		5	
		合计		100	
综合评价		自评(20%)	小组互评(30%)	教师评价(50%)	综合得分

根据表2-10,对四肢骨折固定技能进行评价。

表2-10 四肢骨折固定技能评价表

班级			姓名		
序号	项目	技术标准		分值	得分
1	观察环境,表明身份,做好自我防护	观察并报告环境安全		2	
		戴手套或口述已做好自我保护		2	
		"我是乘务员,请问有什么可以帮助您吗?"		2	
2	安慰伤员	"不要紧张,我帮您处理伤口。"呼叫乘务员通过广播寻找医务人员		4	
3	检查伤肢	检查伤员受伤部位,并询问是否疼痛,报告伤员疑似骨折处,无伤口		5	
4	固定伤肢	将伤肢置于合适位置,检查伤肢末端运动、感觉、循环情况,用健肢或现场可利用物品固定		10	
5	穿带子	上肢骨折夹板固定可用两条适当的宽带分别固定骨折上段、下段;下肢骨折健肢固定选4条适当宽度(约10厘米)的宽带,从伤员右侧膝下、踝下穿入,分别移至骨折处近心端、远心端,以及膝关节下方小腿处与踝关节下方		15	
6	放衬垫	在两下肢间加衬垫,移动健肢,将双下肢轻轻并拢		10	
7	悬吊伤肢	上肢骨折选用三角巾做大悬带,悬吊伤肢,将结打在颈后右侧方,将伤肢末端略抬高		10	
8	系固定带	分别固定骨折近心端(上端)、骨折远心端(下端)及小腿,将结打在健侧,最后在两足之间加衬垫,将踝关节"8"字固定,将结打在两足背之间。系带顺序无错误,宽带位置无偏差,骨折部位不受压		15	
9	观察伤肢及伤员	检查伤肢血液循环、运动及感觉情况,做好人文关怀,报告操作完毕		10	
10	操作规范性、准确性	要求动作熟练、规范,包扎松紧适度,牢固、有效、整齐		10	
11	人文关怀	充分做好人文关怀		5	
		合计		100	合计
综合评价		自评(20%)	小组互评(30%)	教师评价(50%)	综合得分

项目二 航空急救基本技能

根据表 2-11，对伤员搬运护送技能进行评价。

表 2-11 伤员搬运护送技能评价表

班级			姓名		
序号	项目	技术标准		分值	得分
1	观察环境，表明身份，做好自我防护	观察并报告环境安全		2	
		戴手套或口述已做好自我保护		2	
		"我是乘务员，请问有什么可以帮助您吗？"		2	
2	安慰伤员	安慰伤员，告知伤员不能随意活动		4	
3	检查伤情	全身检查，顺序为头→颈→胸→腹→会阴→骨盆→四肢→背部；判断伤情		10	
4	器材选择	根据伤情选择搬运方法，合理选择搬运器材		10	
5	单人搬运	搬运动作规范、牢固，发力正确		10	
6	双人搬运	配合默契，搬运方法正确，动作协调，平稳		15	
7	三人徒手搬运	三名救护员站位正确，方法得当。指挥员声音洪亮，动作协调。三人同时用力，保持伤员的脊柱为一条轴线，将其平稳抬起。按照相反的顺序放下伤员		20	
8	器材搬运	一人指挥，多人共同将伤员以轴位翻动，从身体侧面放入脊柱板或担架，动作要求正确、协调、平稳，按照头部、胸部、髋部、下肢的顺序规范固定，松紧适度		10	
9	观察伤员	搬运时注意观察伤员情况		5	
10	操作规范性、准确性	要求操作规范，动作流畅，配合默契，过程紧凑		10	
		合计		100	
综合评价		自评（20%）	小组互评（30%）	教师评价（50%）	综合得分

随堂检测

扫码检测

任务三　掌握心肺复苏术

知识目标

1. 了解在飞机上实施心肺复苏的意义。
2. 熟悉心肺复苏的基础知识。

3. 熟悉心肺复苏的操作流程。
4. 掌握自动体外除颤器的使用方法。

技能目标

1. 正确识别、判断患者的意识、呼吸和脉搏。
2. 正确、熟练地进行心肺复苏。
3. 正确、熟练地使用自动体外除颤器。

素质目标

1. 培养民航乘务员精湛的业务技能和崇高的敬业精神。
2. 培养民航乘务员认真负责、严谨细致、临危不乱的心理素质。
3. 培养民航乘务员沉着冷静、精诚配合的团队精神。

任务导入

2020年11月26日,首都航空JD5157航班从杭州飞往昆明。大约19点46分,一名旅客呼救:"乘务员,我旁边的小伙晕过去了!"巡舱的乘务员立即前往查看。呼救的旅客表示,她旁边的小伙几秒前对她说"我有点头晕",随即就晕过去了。乘务员呼喊小伙,对方无应答、无意识,经查探,发现其呼吸及脉搏都非常微弱。乘务长将情况告知机长,同时通过广播寻找医生帮助。寻找医生无果后。乘务员按照客舱旅客急救程序,立即将昏迷的小伙调整至客舱过道,进行心肺复苏。

经过心肺复苏,小伙恢复了意识,但胸腔剧烈起伏,呼吸困难。乘务员立即让小伙吸氧。这时,机上一名旅客表明自己是实习医生。查看小伙情况后,实习医生建议乘务员继续给小伙吸氧并保暖。乘务员立即拿来热水、枕头与毛毯,并给小伙揉搓双手,使其保持体温。小伙身体状态有所恢复。为保证旅客生命的绝对安全,机长决定将航班尽快备降,以采取进一步救治措施。经与地面运行保障部门协同评估,当班机组决定就近备降长沙黄花国际机场。

20点34分,首都航空JD5157航班平安备降长沙黄花国际机场。等候的急救人员立即上机对小伙进行检查,确认小伙身体状况趋于稳定后,安全员将其扶上救护车,送医院进行详细检查。

备降救治发病旅客给同机旅客的行程造成了延误,全体机组成员向旅客表示歉意。机上旅客纷纷对备降表示理解,更对首都航空尊重生命、专业应对、成功救助发病旅客的义举表示赞扬。

【思考】什么是心肺复苏?心肺复苏如何实施?

知识导图

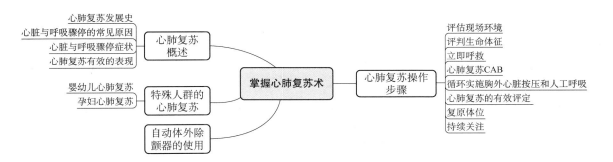

知识讲解

心脏骤停一旦发生，如果得不到及时抢救复苏，4～6 分钟后就会造成患者脑部和其他人体重要器官组织的不可逆的损害，10 分钟后大脑细胞基本死亡。因此，心脏骤停后的心肺复苏必须在现场立即进行，心肺复苏越早，人的存活率就越高，如表 2-12 所示。为此，医学上有急救"黄金 4 分钟"之说。在飞机飞行中，如果空勤人员能够立即对心脏骤停的旅客进行心肺复苏，就会为后续的进一步救治争取到宝贵的时间，甚至直接救治成功。因此，心肺复苏术是民航乘务员必备的技能。

表 2-12　呼吸、心脏骤停时间与存活率的关系

呼吸、心脏骤停时间/分钟	存活率/%
<4	30～50
4～6	10
6～10	4
>10	0

一、心肺复苏概述

心肺复苏是指针对心脏骤停的患者采取的维持器官存活和恢复生命活动的一系列规范和有效的急救措施。它包括两大核心技术：一是人工呼吸，即肺复苏；二是胸外心脏按压，即心复苏。

（一）心肺复苏发展史

1732 年，苏格兰医生首次进行口对口人工呼吸。

1956 年，医务人员利用电除颤技术，成功抢救 1 例心室纤颤患者。

1960 年，胸外心脏按压技术问世，并与口对口人工呼吸组成基本的心肺复苏术。胸外按压、人工呼吸、电除颤成为心肺复苏的三大要素。1963 年，美国心脏病学会在医务人员中普及此法；1975 年，开展进一步的生命支持，并举办心肺复苏学习班；1992 年，正式提

出"生存链"概念；2000年，颁布《国际心肺复苏指南》；2005年，修订《国际心肺复苏指南》；2010年，重新修订《国际心肺复苏指南》。

（二）心脏与呼吸骤停的常见原因

造成呼吸骤停的原因有溺水、气道异物阻塞、窒息、药物使用过量、脑出血或脑梗死、心肌梗死、创伤、电击伤等。原发性呼吸停止后，心脏、大脑及其他脏器仍可以得到数分钟的富氧血液供应，此时若保证气道通畅，并及时进行人工通气，就可以防止心脏停搏的发生。

造成心脏骤停的因素有心源性因素和非心源性因素两类。心源性因素包括冠心病、心肌病、心律失常、心室停顿等，非心源性因素包含窒息、阻塞性肺部疾病、严重的肺栓塞、溺水、电击、一氧化碳中毒、各种类型的休克、各种严重创伤、药物中毒或过敏等。

（三）心脏与呼吸骤停症状

（1）意识丧失、昏迷。
（2）面色苍白或发绀。
（3）颈动脉脉搏消失、心音消失。
（4）瞳孔散大。
（5）呼吸停止，少数患者可有短暂而缓慢的叹气样或抽气样呼吸，或有短暂性抽搐，伴有头眼歪斜症状，随即全身肌肉松弛。

（四）心肺复苏有效的表现

心肺复苏有效的表现包括面色、唇色转为红润，脉搏恢复，呼吸恢复，瞳孔由大变小，对光反射恢复，眼球能够活动，手脚轻微活动。

二、心肺复苏操作步骤

（一）评估现场环境

心肺复苏的操作流程

乘务员发现突然丧失意识的旅客，首先要确定现场环境是否安全，如当前环境有危险因素，要先脱离当前环境，否则应尽快在原地开展心肺复苏。

（二）评判生命体征

1. 判断意识

如图2-57所示，乘务员可以通过动作和声音刺激判断旅客有无意识。例如，轻轻拍打旅客的肩膀并分别在旅客的两耳边大声呼叫："先生，先生，您怎么啦？"然后，观察旅客对拍打和声音是否有动作或语音反应。

如果旅客对外界的刺激有反应，就可以使其自动恢复体位；如果无反应，就应使其取平卧位。需要注意的是，怀疑旅客颈椎受伤，在帮助其翻转时应将一只手放在其颈后方，用另一只手扶住其肩部，使其头颈部和躯干保持在一个轴面上，避免损伤脊髓，造成不可逆的损害，如图2-58所示。将旅客翻转后，将其双上肢放置在身体两侧。

项目二　航空急救基本技能

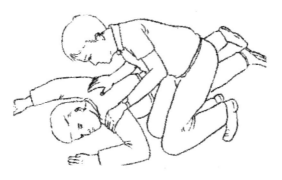

图 2-57　轻拍重喊

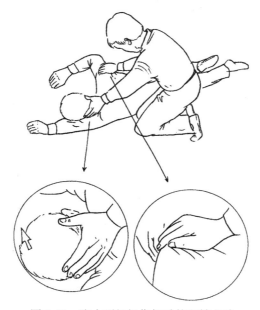

图 2-58　防止颈部损伤加重的翻转方法

2. 检查呼吸和脉搏

用一只手的食指和中指触摸旅客颈动脉，感觉有无搏动。同时，将视线与旅客胸腹部齐平，观察旅客胸腹部有无起伏，听旅客是否有呼吸音，用面颊感受其是否有自主呼吸，观察时间为 5～10 秒（计数 1001，1002，1003，1004，1005…1010）。

以上步骤，可归纳为"一看二听三感觉"。

一看，即用眼睛看旅客胸腹部有无起伏。

二听，即用耳朵听旅客有否呼吸音。

三感觉，即用食指和中指触摸旅客颈动脉，感觉是否有搏动；用面颊感受其是否有自主呼吸。

上述步骤以"看"为主。心脏骤停早期患者会有叹息样呼吸（濒死呼吸），但这是无效呼吸。同时，现场救护人员很难在短时间内确定脉搏是否存在，所以现在并不特别强调检查脉搏的重要性。

（三）立即呼救

判断飞机上晕倒的旅客无胸部起伏时，乘务员应立即启动应急医疗服务体系（emergency medical service system，EMSS）。

乘务员保持冷静，大声通知最近的乘务员："来人啊！来人啊！这里有人晕倒了。"

机组人员在第一时间成立救援小组，乘务长将紧急情况报告给机长，通过广播寻找医生。机长通过卫星电话将情况上报公司，并让乘务组随时报告发病旅客的病情转变。在紧急情况下，机长有权联系地面并决定在哪里备降。

乘务长重新分配其他乘务员的工作职责：一名乘务员对照相关手册对发病旅客进行救援；一名乘务员辅助救援；一名乘务员取急救医疗设备；其他乘务员安抚旅客并疏通过道及周围旅客，保持过道的畅通，并随时记录发病旅客的身体状况和乘务员采取的应急措施。如果有旅客自称为医生，那么乘务员只有在确认其身份证件无误后，才能让其参与救援。

知识小贴士

应急医疗服务体系

各国的应急医疗服务体系根据本国具体条件稍有不同，但其组织形式、职责等基本相同。

应急医疗服务体系是一个通信、协调和指挥急救工作的中心。它配备有完善的通信联络设备、综合分析系统、救护车及急救员，将若干合格的医院组织成急救网。其主要职责即在急症患者或伤员发病、受伤之初就开始有组织地指挥、协调现场抢救，合理分诊、转运及途中监护治疗，以及根据具体情况将患者转送到有关医院的急诊科或重症监护病室。

急救可分为以下三个层次。

1. 现场急救

现场急救对象多为心脏骤停或创伤患者，应做好组织工作，并要求急救人员熟练掌握心肺复苏、止血、骨折固定等技术。

2. 转送途中监护及抢救

目前已改变了"救护车的任务只是把患者转运到医院"的概念，强调在运送过程中监护与抢救同时进行，与急救中心或医院联系，报告患者情况及接受指导。设备完善的监护机动车与小型救护飞机或直升机的使用，有力地提高了抢救成功率。

3. 医院内急救

医院是急救医疗的主要实施地，包括医院的急诊科和各专科重症监护病房。急诊患者到达医院后，首先由急诊科医务人员进行抢救、分诊及观察；其后，按患者具体情况决定其是否出院，转入相应科室、各专科重症监护病房或综合性危重症监护病房。

现代化情报及通信系统是保证急救体系正常运转的关键。急救通信调度中心及急救情况收集分析中心，指挥、协调急救工作。为了便于记忆及尽快传递信息、协调急救工作，许多国家规定了急救专用电话号码，例如，美国为"911"，俄罗斯为"103"，中国为"120"。

（四）心肺复苏 CAB

当旅客心脏与呼吸骤停时，必须争分夺秒，进行心肺复苏。下面介绍心肺复苏的具体操作步骤。

基本的生命支持简称为初级 CABD，即胸外心脏按压（circulation，C）、开放气道（airway，A）、人工呼吸（breath，B）、电除颤（defibrillation，D）。其中，CAB 为心肺复苏三部曲，乘务员按 C—A—B 流程实施救助。

在进行心肺复苏前先调整患者体位：患者仰卧于地上或硬板床上，救护员跪在患者一侧，两膝分开，与肩同宽，贴于患者的肩部和胸部。

1. 胸外心脏按压

（1）暴露胸部：解开患者衣服，暴露胸部。

（2）找到按压部位：两乳头连线与胸骨交叉点（胸骨 2/3 处），如图 2-59 所示。当患者体型肥胖、乳头下垂而难以准确判断乳头位置时，可以采用滑行法选择按压部位，即乘务员用一只手的食指和中指沿着患者的一侧肋弓向上滑至两侧肋弓交界处，食指紧贴中指，另一只手的掌根部紧贴第一只手的食指平放，使掌根部的横轴和胸骨长轴重合，此掌根部即为按压区，如图 2-60 所示。

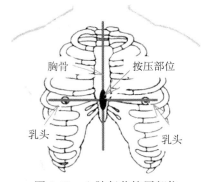

图 2-59 心肺复苏按压部位

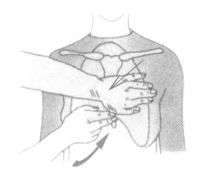

图 2-60 用滑行法选择心肺复苏按压部位

（3）确定按压姿势。如图 2-61 所示，将左手掌根部放在患者按压部位，将右手掌重叠放在手背上，双手十指分开并相扣，左手手指翘起，上半身前倾，双肩在患者胸骨正上方，两臂伸直，肘关节不可弯曲。（左右手掌在下均可，一般左手掌在下。）

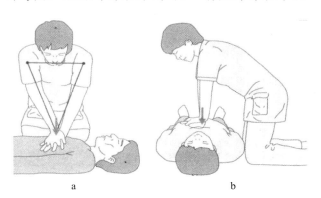

图 2-61 胸外心脏按压姿势

（4）实施按压。如图 2-62、图 2-63 所示，乘务员借助双臂和上半身重力垂直向下按压，按压幅度至少 5 厘米（5～6 厘米），每次按压后应放松胸骨，待胸廓完全回弹后再次进行按压。按压与放松的时间比为 1∶1，按压频率为每分钟 100～120 次。按压时用力均匀，有规律，不可中断按压或弹跳式、冲击式按压；用力不能太大、太猛，放松时手不离开患者胸部。在按压中，患者心脏向后压于胸椎，被动将心室内的血液泵出，为脑和其他重要器官提供一定的血液和氧气，按压后胸廓恢复到按压前位置，血液在此期间可回流到心脏。此环节，乘务员应连续按压 30 次。

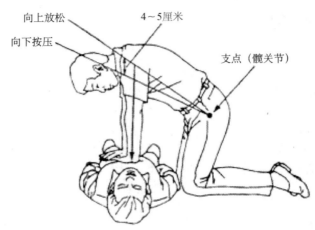

图 2-62　胸外心脏按压方法（1）

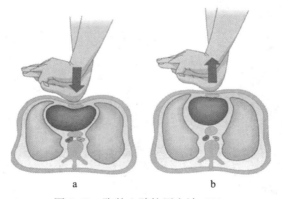

图 2-63　胸外心脏按压方法（2）

2. 开放气道

患者在心脏与呼吸骤停后，全身肌肉松弛，口腔内的舌肌因松弛后坠而阻塞呼吸道。开放气道，可以使阻塞呼吸道的舌根上提，使呼吸道畅通。开放气道前，如果发现口腔内有异物，如食物、呕吐物、脱落的牙齿、假牙等，就应尽快清理，否则这些东西可能造成气道堵塞。同时先清理口腔异物也便于人工呼吸。因此，开放气道是人工呼吸前至关重要的一步。

（1）清理口腔异物。

如图 2-64 所示，戴上手套，将患者头侧向乘务员一侧，呈 45°。乘务员将大拇指伸入患者的口腔，压住舌面，其余四指呈握拳状，抵住下颌，将另一只手的食指深入口腔，从患者的上嘴角滑向下嘴角，将异物清除。

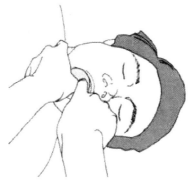

图 2-64 清理口腔异物

（2）开放气道。

无论采取哪种方法，均应使耳垂和下颌角的连线与仰卧的平面垂直，气道才会打开；而且在心肺复苏的全过程中，应使气道始终处于开放状态。

①仰头举颌法。如图 2-65 所示，乘务员将一只手的小鱼际放在患者前额，向下压迫；同时，另一只手的食指、中指并拢，放在下颌部的骨性部分（下巴）处并向上抬起，使患者头部后仰，气道开放。

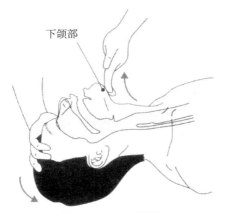

图 2-65 仰头举颌法

②仰头抬颈法。如图 2-66 所示，乘务员用一只手抬起病人的颈部，将另一只手的小鱼际放在患者前额，向下压迫，使患者头部后仰，从而打开气道。此法不适用于颈部有伤者。

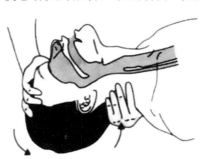

图 2-66 仰头抬颈法

③拉颌法。如图 2-67 所示，乘务员将双手分别放置于患者头部两侧，肘部支撑在患者

所躺的平面上，握紧患者下颌角，用力向上托下颌。如患者紧闭双唇，可用拇指将其口唇分开。此法适用于怀疑有头、颈部创伤的患者。

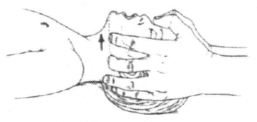

图 2-67　拉颌法

3．人工呼吸

人工呼吸常用的方法有口对口人工呼吸、口对鼻人工呼吸、球囊-面罩辅助通气等。其中，口对口人工呼吸是最常用、最快速有效的人工呼吸方法，如图 2-68 所示。

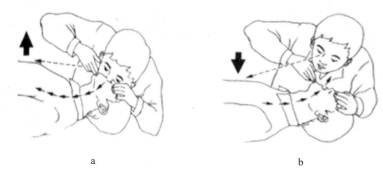

a　　　　　　　　　　　　　　b

图 2-68　口对口人工呼吸

按以下步骤进行口对口人工呼吸。

（1）乘务员用拇指、食指紧捏患者的鼻翼，以防气体从鼻孔逸出。

（2）吸一口气后，将口唇与患者口唇密合，进行缓慢、均匀、连续的吹气，每次吹气的时间持续 1 秒，确保通气时可见胸廓隆起。

（3）吹气 1 次后，应松开捏住患者鼻翼的手，同时观察患者胸廓复原情况。

（4）再进行第 2 次吹气。

注意事项：吹气不可过快或过度用力，推荐吹气量为 500～600 毫升，仅需要胸廓略有隆起即可。吹气量过多，则通气过度，易引起肺泡破裂甚至胃扩张，导致呕吐、误吸或吸入性肺炎；吹气量过少，则通气不足。如果吹气时患者无胸廓起伏或感觉有阻力，就应考虑气道未开放或气道内存在异物阻塞现象。

为降低感染疾病的风险，乘务员可以使用机载急救箱中的单向活瓣复苏面罩，将其包住患者口鼻再实施人工呼吸。对牙关紧闭、张口困难、口唇创伤严重的患者，可采用口对鼻呼吸法。用嘴罩住患者鼻子，深吹气后离开，让气体自动排出。

（五）循环实施胸外心脏按压和人工呼吸

在上述步骤（30 次胸外心脏按压—开放气道—2 次人工呼吸）后，再重复"30 次胸外心脏按压—2 次人工呼吸"4 次。这样合计 5 个循环后迅速判断患者体征。

（六）心肺复苏的有效评定

如果救护员实施心肺复苏方法正确，又有以下征兆时，就表明心肺复苏有效。具体从患者的呼吸、意识、脉搏、面色、瞳孔、血压几个方面来判断。

（1）面色、口唇和甲床由苍白、青紫变红润。
（2）恢复脉搏搏动，有自主呼吸。
（3）瞳孔由大变小，对光反射恢复。

注意：脉搏、呼吸为重要指征，如果 5 个循环后检查该 2 项重要指征仍不存在，其他检查无须实施，就继续下一组 5 个循环，直到专业人员到达、患者自主呼吸及脉搏恢复、医生到场确定患者死亡三种情况之一时，乘务员方可停止操作。

两名以上的乘务员协同做心肺复苏时，应每隔 2 分钟换人实施胸外按压，以免按压者疲劳，造成按压质量和频率降低。两人轮换时要求动作快，尽量缩短中断按压的时间。

民航担当

浦东机场医护：3000 次按压抢回心脏骤停旅客生命

2022 年 7 月 28 日上午 9 点 50 分，在浦东机场出发大厅上演了一场拯救生命的"生死竞速"，4 名机场医护人员成功将一名 67 岁心脏与呼吸骤停的旅客从死亡线上拉了回来。

"T2 出发 23 号门附近有旅客突发疾病，需要紧急救治！"接到现场通报的浦东机场 T2 医疗急救站的当值医护人员雍文辉、张香君抓起医疗急救箱冲了出去。到达现场后，机场医护人员发现该旅客口唇发绀，心跳和呼吸停止、意识丧失，情况十分危急。两位医护人员立即对其施行胸外按压、开放气道、静脉通路等心肺复苏抢救措施，随后赶来的支援医生欧阳玉琨也加入救治并通知救护车到场，一场与死神比拼的救援随即展开。救护车司机王易在接报后仅用时 6 分钟就抵达现场并协助将患病旅客抬入救护车内进一步抢救。浦东机场迅速启动绿色通道，联系浦东新区人民医院，送旅客就医。在从候机楼到救护车，再到救护车驶往医院的途中，经 21 分钟近 3000 次连续不断胸外按压和三次电除颤，患病旅客的心电图终于出现了波动，心跳和自主呼吸开始逐渐恢复。救护车抵达浦东新区人民医院后，刚刚恢复自主呼吸和心跳的患病旅客被无缝接入急诊抢救室进一步救治。

（七）复原体位

心肺复苏体位

有了以上的有效生命指征说明心肺复苏成功，患者暂时脱离危险，需为患者拉好衣服，将其翻转为头偏向一侧的侧卧位。

对于侧体位，具体操作如下。

（1）乘务员位于患者一侧。
（2）乘务员将靠近自身的患者手臂肘关节屈曲置于头部侧方，将患者远侧手臂弯曲置于其胸前。
（3）将患者远离乘务员一侧的膝关节弯曲，患者脚掌接触地面。
（4）乘务员用一只手扶住患者肩部，另一只手扶住患者的膝部，轻轻使患者侧卧。

（5）将患者头侧的手置于面颊下方，防止面部朝下，打开气道，以防舌头、唾液、呕吐物等阻塞呼吸道。

（6）将患者弯曲的腿置于伸直的腿前方。

患者头部有外伤，使其处于水平卧位，头部稍稍抬起。患者面色发红，取头高脚低位；面色发紫，取头低脚高位。

对伤病旅客来说，在飞机备降时，应将其固定，防止二次损伤的发生。

（八）持续关注

乘务员应每隔数分钟检查一次患者生命体征，一旦再次出现无脉搏、无呼吸的体征，马上继续进行心肺复苏。

三、特殊人群的心肺复苏

（一）婴幼儿心肺复苏

婴幼儿主要指的是三岁之内的孩子。婴儿是指出生之后满一岁之内的孩子，婴儿期包含新生儿期。新生儿期指的是从脐带结扎到孩子生后28天，这是新生儿期。婴幼儿心肺复苏的方法与成人基本相同。但有以下几个特殊之处。

1. 意识判断

婴幼儿对言语反应不明确，乘务员可用手拍其足跟部或按其合谷穴，观察其反应。

2. 检查肱动脉

使婴幼儿平卧，婴幼儿颈部短而肥厚，颈动脉不易触及，可检查其肱动脉。乘务员将拇指置于婴幼儿上臂外侧，用食指和中指轻轻按压其上臂内侧，可触及肱动脉搏动，如图2-69所示。

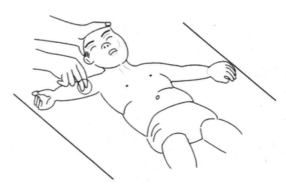

图2-69　婴幼儿脉搏测定

3. 按压部位

对婴幼儿的按压部位为两乳头连线中点下一横指处。

4. 按压手法

双手环抱拇指按压法：两手掌及四指托住婴儿两侧背部，双手两拇指按压胸骨下部位置

（两乳头连线中点下一横指处），松开压力，让胸部回升到原来位置，再压下一次。

双指按压法：一手垫于婴儿背部，支撑起头颈，一手拇指和食指按压胸骨下部位置（两乳头连线下一横指）。

胸骨下陷深度：新生儿约 1.5 厘米，幼儿约 4 厘米。频率：新生儿≥120 次/min，其他大于等于 100 次/min。

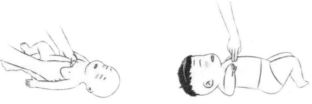

图 2-70　婴幼儿心肺复苏按压手法

5. 开放气道

开放气道一般采用仰头抬颈法。对于婴幼儿，乘务员可用手或前臂支撑婴幼儿背部，使婴幼儿双肩抬起，头部保持轻度后仰，使气道置于通畅位置。

6. 人工呼吸

婴幼儿的口鼻较小，位置比较近，乘务员可采用口对口鼻方式进行人工呼吸。

（二）孕妇心肺复苏

孕妇心脏骤停发生率非常低，但一旦发生易导致母体或胎儿死亡的严重后果。对孕妇进行心肺复苏的方法与正常人基本相同，但有以下特殊之处。

（1）因膨隆子宫的影响，按压位置较普通成人位置稍靠上。

（2）为了减少妊娠子宫对静脉回流和心排血量的影响，乘务员可以将一个垫子（枕头）放在孕妇腹部前方，使其身体向左侧倾斜 15°～30°。

四、自动体外除颤器的使用

心脏骤停最常见的原因是心室颤动。无论是进行胸外心脏按压，还是采取其他措施，都只能暂时为重要脏器供血、供氧，而无法终止室颤，恢复有效灌注心律。因此，在现场快速除颤、终止室颤才是挽救生命根本的方法。自动体外除颤器（AED）是一种便携式、易于操作且稍加培训即能熟练使用的专为现场急救设计的急救设备，如图 2-71 所示。

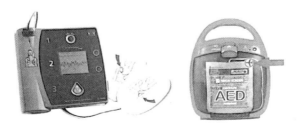

图 2-71　自动体外除颤器

我国已实施"公共普及电除颤"计划,很多飞机上已配备 AED。

下面是 AED 的操作流程。

AED 的使用

(1) 乘务员打开电源开关,按语音提示操作。

(2) 安置电极片。一个电极片安放在左腋前线之后第五肋间,另一个电极片安放在胸骨右缘、锁骨之下。对婴幼儿使用具有特殊电极片的 AED,安放电极片的部位可在左腋前线之后第五肋间及胸骨右缘锁骨之下,也可在胸前正中及背后左肩胛处。

(3) 乘务员用语言示意周围人不要接触患者,等待 AED 分析心律,判断是否需要电除颤。

(4) 乘务员得到除颤信息后,等待 AED 充电,确定所有人员未接触患者,准备除颤。

(5) 按"SHOCK"键进行电除颤。

(6) 除颤后继续实施心肺复苏 2 分钟,AED 再次自动分析心律。

(7) 如果 AED 提示不需要电除颤,乘务员就应立即进行心肺复苏。

(8) 如此反复操作,直至患者恢复心搏和自主呼吸,或者专业急救人员到达。

工作任务

掌握心肺复苏与 AED 操作。

任务准备

以乘务组为单位,自定工作场景,进行角色分工,相互配合。

任务实施

乘务组展示心肺复苏与 AED 操作。

任务评价

请评价人员根据表 2-13 对上述任务实施情况进行评价。

表 2-13 成人心肺复苏与 AED 操作技能评分表

班 级		姓 名	
步骤	操作标准	分值	得分
观察环境做好自我防护	乘务员张开双臂,扫视现场环境,大声说出:"现场环境安全,我已做好自我防护。"(评估环境 1 分,自我防护 1 分)	2	
判断意识	双手拍打患者双肩(双腿跪立位置正确 1 分,轻拍双肩 1 分)	2	
	在患者耳边大声呼喊:"你怎么啦?你怎么啦?"	2	

续表

班　级		姓　名		
步骤	操作标准		分值	得分
判断体征	一听二看三感觉,检查至少 5 秒,但不超过 10 秒,大声数数"1001,1002,…,1005(1010)"		4	
立即呼救表明身份	①"××呼叫其他乘务员,并广播寻医。" ②"××请拿急救箱和 AED。" ③"××请协助我进行救护。"		3	

步骤	操作标准	分值	第一循环	第二循环	第三循环	第四循环	第五循环
CAB 操作	患者仰卧位						
	★按压时双手位置正确(要求双手交叉,掌根置于胸部中央、胸骨的下半部,肘部垂直符合节力原则,掌根按压)	10					
	★足够的按压频率:100～120 次/分钟(要求 30 次按压用时 15～18 秒)	10					
	★足够的按压深度:5～6 厘米(过深或过浅均不得分)	10					
	★保证患者胸阔完全回弹(手掌离开患者胸部或回弹不足均不得分)	10					
	★乘务员大声数数:"01,02,03,…,30"	10					
	清理口腔异物(2 分),打开气道(2 分)	4					
	口对口吹气 2 次,吹气时间 1 秒(通气过量或未见胸廓隆起不得分、两次通气之间鼻子没松开不得分)	10					
AED 操作	同事提示"AED 到达现场",乘务员立即打开 AED 电源(2 分)并贴好电极片(左侧贴于心尖部外下方,右侧贴于右锁骨稍下方)(4 分)	6					
	★AED 分析心律时,乘务员双臂张开遣散周围人群,大声说:"请不要触碰患者。"	4					
	★AED 提示"建议除颤"时,乘务员员再次张开双臂遣散周围人群,并大声说:"请大家离开。"(2 分)快速按下按钮进行电击(2 分)	4					
	口述:"电击后立即给予高质量的 CPR2 分钟后,再分析心律。"	2					
复苏后处理	①判断生命体征,检查复苏情况,口述:"有脉搏、有呼吸,抢救成功。"	2					
	②乘务员为患者整理衣服	1					
	③将患者置于侧卧复原体位	4					
合计		100					
综合评价	自评(20%)	小组互评(30%)	教师评价(50%)	综合得分			

备注:标注★为重点项目,需要全部操作规范。

随堂检测

扫码检测

项目三　机上常见病症处理

任务一　常见航空性病症处理

知识目标

1. 了解常见航空性病症的发病表现。
2. 熟悉常见航空性病症处理要点。

技能目标

在实际工作环境中对常见航空性病症进行正确判断，采取正确的救护措施。

素质目标

1. 树立航空医疗救助安全意识，培养在工作中临危不乱的职业素养。
2. 培养民航乘务员精湛的业务技能和高度尽责的安全意识。

任务导入

2021年4月25日，由哈尔滨平房飞往伊春的通航飞龙L81711航班落地后，机组通报旅客邵女士因晕机身体不适。运输服务部客运员立即赶赴机舱内，发现该旅客脸色苍白，双眼紧闭，便迅速报告部门值班经理吴丽艳。机场当即开展救援行动，组织医疗人员快速抵达现场进行施救，经诊断，该旅客血压为80/40毫米汞柱，必须到医院进行紧急救治。吴丽艳协同医疗人员将旅客抬至救护车并陪同前往医院，直至该旅客身体好转后方返回机场工作。

【思考】除了晕机，航空环境变化对人体还有哪些影响？如何预防并处理这些病症？

项目三 机上常见病症处理

知识导图

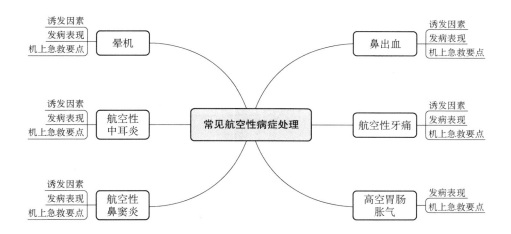

知识讲解

飞机在起飞、飞行、降落过程中存在气压、温度、气体成分等多方面的变化，这些变化会对航空飞行安全、客舱旅客和机组人员的健康造成一定的影响。

一、晕机

晕机是由于飞机飞行时产生的颠簸、摇摆或旋转等任何形式的加速运动，刺激前庭器官所引起的一种综合病症，又称空晕病或航空病。晕机是飞机上最常见的病症。体质敏感的人乘坐飞机，当飞机起飞、降落或者途中颠簸、转弯时会发生晕机。飞机飞行比较平稳，晕机发生的概率相对较低，晕机的人也相对较少。

（一）诱发因素

造成晕机的因素很多，包括飞机颠簸、起飞、爬高、下降、着陆、转弯，以及自身心情紧张、身体不适、过度疲劳等。

（二）发病表现

（1）疲乏，头晕，面色苍白，出冷汗。
（2）恶心，较严重时出现呕吐。

（三）机上急救要点

（1）给晕机旅客准备干净的清洁袋备用。
（2）帮助旅客把座椅调整到躺卧位，告诉旅客保持紧靠椅背不动，闭目休息，同时深呼吸。

（3）建议旅客解开衣领，使呼吸顺畅。

（4）在情况许可时把旅客调整到座舱中部。

（5）可建议旅客用大拇指掐内关穴。内关穴在腕关节掌侧，腕横纹上约三横指处二筋之间，如图3-1所示。

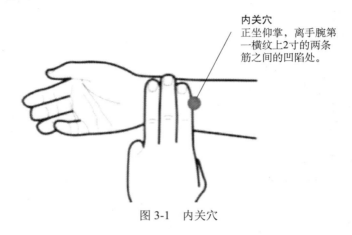

图3-1　内关穴

> **知识小贴士**
>
> ### 如何有效预防晕机
>
> 1. 乘机前进食不能过饱或过饥，乘机前一晚保证充足的睡眠。过饱或过饥都极有可能引起晕机；而充足的睡眠保证我们有充沛的精力、良好的心情。
>
> 2. 利用生姜防止晕机。出现晕机，主要是因为胃气上升。生姜有发汗解表、温胃止呕、解毒等作用，将生姜贴在穴位上可以调节胃气，使胃气下降，在一定程度上起到防止晕机的作用。但是，为防止晕机，可以将生姜贴在内关穴或肚脐上。
>
> 3. 取适量的风油精、清凉油均匀地涂抹在太阳穴、风池穴、内关穴等部位，然后用指腹轻按，可以有效预防晕机。
>
> 4. 通过服用防止晕机的药物或外用贴剂来预防旅途中的晕机现象，比如将晕机贴贴于太阳穴或耳根后凹处。
>
> 5. 在旅行过程中可以通过听音乐、睡觉等方式有效避免晕机，切勿低头玩手机或看报纸杂志。

二、航空性中耳炎

气压是随着海拔高度的增加而降低的。在航行中，随着飞机上升或降落，座舱内的气压就发生相应的变化，含气腔的气体也就随之扩张或缩小。一般在耳咽管通气功能良好的情况下，飞机在升降时，通过耳咽管的调节和人为做主动通气动作，就可以保持鼓膜内外压力平衡，此时仅有耳胀感或轻微的听力障碍，但不会造成耳部损伤。如果中耳腔内外压不能迅速取得平衡，就会产生各种综合征，统称为气压损伤，伤及中耳腔的称为航空性中耳炎。

（一）诱发因素

咽鼓管是沟通鼓室与鼻咽部的通道，是调节中耳腔内外气压的主要通道。该通道相当于单向活塞，腔内的空气易逸出，而外界空气难以进入。当张口、打嗝、吞咽、咀嚼、打哈欠、用力擤鼻涕时，该通道才会瞬间开放，所以中耳腔内外气压不一致时，可借助其周围的肌肉运动使咽鼓管咽口开放，空气进入中耳，使鼓膜内外压力平衡。

在飞机上升时，鼓室处于相对高压的状态，鼓室内正压使鼓膜外凸，当鼓膜内外压力差达到 2.0 千帕时，鼓室内的压力超过咽鼓管周围的肌肉及软组织挤压的力量，鼓室内的气体即可冲出咽鼓管咽口，使得鼓室内外气压基本保持平衡。所以，在飞机上升时，一般不易得中耳炎。在飞机骤降时，鼓室内处于相对的负压状态，鼓室内负压使鼓膜内陷，咽鼓管周围的组织产生单向活瓣作用，咽口受到周围较高气压影响不易开放，使外界气体不易进入鼓室，导致中耳负压增加。中耳负压可使中耳黏膜血管扩张、血清外漏、黏膜水肿、鼓室内积液，甚至可发生黏膜下出血、鼓室内积血、鼓膜充血和内陷，甚至破裂穿孔。因此，在飞机骤降时易发生中耳炎。

鼻部、咽部的急性、慢性炎症均可引起咽鼓管阻塞，尤其感冒患者，不论是飞机下降还是上升，均易引起。

根据国外统计，约 1/3 的成年人乘坐飞机时会感到耳部疼痛，婴儿和青少年更严重。一项调查显示，约 60% 的婴儿坐飞机时感到耳部疼痛，因为他们的咽鼓管还没有发育好。

（二）发病表现

（1）耳部不适。
（2）耳鸣。
（3）耳闷，听力稍减退。
（4）耳痛。
（5）眩晕及恶心、呕吐。

旅客在飞机上出现以上一个或多个症状时，应考虑为急性航空性中耳炎。

（三）机上急救要点

民航乘务员可以建议旅客如下操作，以缓解症状。

1. 做吞咽动作

做吞咽动作，每 10 秒做 1 次，每次约 3 秒完成，连续做 6 次；若未缓解，则重复一遍；也可以喝少许水，方法相同。

2. 做咀嚼动作

可以只做咀嚼动作，每 10 秒做 1 次，每次约 3 秒完成，连续做 6 次；若未缓解，则重复一遍；也可以咀嚼少量食物，方法相同。咀嚼口香糖值得提倡，右侧 10 下，再左侧 10 下，循环反复进行。

3. 打哈欠

打哈欠方法简单，容易实施。

4. 捏鼻鼓气

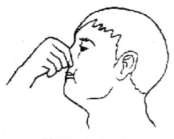

图3-2 捏鼻鼓气

如图3-2所示，双手捏住两侧鼻翼，口唇紧闭，面颊部用力鼓气，即可听到"轰"或"砰"的声音，持续3~5秒，然后松开鼻翼，张口呼吸。整个动作约10秒，连续做6次；若未缓解，则重复一遍。

出现症状时，及时采用以上方式，通常即可缓解。若旅客有药物，则恢复得更快。该病属于急性发病，一般不影响生命，不需要备降。

知识小贴士

如何有效预防急性航空性中耳炎

1. 急性上呼吸道感染患者，若不能取消飞行，请备好药物（如1%呋麻滴鼻剂、0.3%氧氟沙星滴耳剂、红霉素、左氧氟沙星）。

2. 慢性鼻炎、鼻旁窦炎、咽炎、咽喉炎患者，在尚未出现症状时，就应做好应急措施，预防症状发生。

3. 感冒患者或者咽鼓管功能异常者乘坐飞机最好佩戴飞行减压耳塞，舒缓升降时产生的压力。

4. 普通旅客在飞行时，尤其降落时，不要睡觉，做吞咽动作、捏鼻鼓气、咀嚼口香糖或喝水，均可预防航空性中耳炎。

三、航空性鼻窦炎

航空性鼻窦炎又称鼻窦气压性损伤。

（一）诱发因素

飞机下降时，气压增大，在窦腔内形成相对负压，窦口附近的阻塞物被吸附于窦口而发生阻塞，这时阻塞物起活瓣作用，外界气体不能进入窦腔，可发生窦腔内黏膜充血、肿胀、水肿渗出、黏膜剥离甚至出血等，并产生疼痛。

（二）发病表现

发病表现多以头部疼痛为主，如出现前额部疼痛、上列牙疼痛、面颊疼痛等症状。

（三）机上急救要点

民航乘务员可以建议旅客如下操作，以缓解症状。

（1）用生理盐水清洗鼻腔，可以减少黏液。

（2）在头痛难忍时按揉太阳穴，必要时配合按摩合谷穴（如图3-3所示，孕妇禁用）。

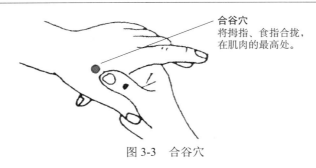

图 3-3 合谷穴

> **知识小贴士**
>
> **如何有效预防鼻窦炎**
>
> 平时注意防寒保暖，不要受凉，多喝热开水，清淡饮食，忌食辛辣刺激性食物，经常冲洗鼻腔，将鼻腔冲洗干净，可以有效缓解症状，减轻鼻腔炎症。适当用药物治疗。例如，用内舒拿鼻腔喷剂喷鼻腔，口服头孢克肟。

四、鼻出血

鼻出血常由鼻、鼻旁窦及其邻近部位的局部病变或外伤，以及某些影响鼻腔血管状态和凝血机制的全身疾病引起。在飞行途中，应根据鼻出血程度，积极采取措施止血。

（一）诱发因素

（1）飞行途中的气压变化。
（2）飞行途中的空调使鼻腔干燥。
（3）疲劳飞行、睡眠不足。
（4）鼻腔及鼻旁窦的急性、慢性炎症。
（5）旅客本身的基础疾病，如高血压、冠心病、血液病等。

（二）发病表现

（1）多数单侧鼻出血。
（2）出血多数为间歇性。
（3）出血量不一，多数是鼻涕带血，挖鼻时带血，也有滴血、湿透餐巾纸的。
（4）出血部位多在鼻孔，严重者鼻、口同时出血。

（三）机上急救要点

乘务员要让旅客保持镇静，旅客头稍前倾，不要后仰，以免血液后流，引起窒息。

> **知识小贴士**
>
> **鼻出血，到底是低头还是抬头**
>
> 鼻出血后，应当低头，不可以通过抬头的方式处理。
>
> 一方面，鼻出血后，只有低下头，才可以使血液尽快顺着鼻孔流出，这样就可以避免血液大量堆积在鼻腔，甚至发生倒流的情况。同时，在低下头的过程中，还可以通过对鼻部的按压及填塞等处理方式，尽快地止血。
>
> 另一方面，抬头会导致从鼻腔流出的大量血液迅速倒流，此时血液有可能错误地进入胃内，导致患者出现恶心、呕吐现象，甚至有误吸的可能，或血液进入气管或者其他部位，影响正常呼吸，导致呛咳与窒息，严重时可能危及生命。

以下方法有助于止血。

1. 指压法

建议旅客用单手的大拇指和食指捏住两侧鼻翼，张口呼吸，捏住鼻翼约15分钟，多数可自行止血。

2. 冷敷法

乘务员用冷毛巾或者湿纸巾敷在旅客鼻面部及额头处，注意不要拧得过干；同时提醒旅客闭眼，防止水流入眼内。维持15分钟，可重复使用。

3. 冰敷法

乘务员用冷毛巾包着冰块（10个左右），敷在旅客鼻出血的同侧颈部，维持15分钟，可重复使用。

4. 填塞法

可将餐巾纸卷成棒状（约1.5厘米×2.5厘米大小），塞入出血一侧鼻腔的鼻孔，若出血止住，保留30分钟；若出血未止，则需要把纸卷做得更长、更紧一些后塞入鼻孔。飞机上通常备有棉球，用棉球填塞更加便捷。

注意：以上几种方法可以单独使用，也可以同时使用。对于鼻、口同时出血者，可用冷水或冰水漱口，防止血液误咽或致呛。

一般来讲，飞行途中的鼻出血，采取以上止血措施即可止血。但是，对于出血量较大者，要注意观察其一般情况，必要时乘务员需为旅客监测血压、脉搏。

> **知识小贴士**
>
> **如何有效预防鼻出血**
>
> 1. 在飞行前保证充足睡眠。
> 2. 在飞行途中多喝水。
> 3. 不要挖鼻。
> 4. 有高血压、冠心病等病史的旅客，在飞行途中按时服药。

五、航空性牙痛

高空气压变化导致牙髓组织中的气体析出形成气栓,牙髓充血,牙髓内的渗出物无法及时排出,使牙髓腔内压力增高,继而引起疼痛,称为航空性牙痛或气压性牙痛。航空性牙痛多见于有轻度牙髓病变而没有自觉症状的人,遇到气压改变时牙髓病变易发作。

(一)诱发因素

(1)在飞行途中气压的急剧变化。
(2)在飞行前就有慢性牙髓炎,存在慢性感染。
(3)机械性牙咬伤。
(4)进食刺激性食物。

(二)发病表现

自发性、阵发性牙痛,多为尖锐性刺痛,每次持续时间可能较短,有时仅数秒,会反复发作。

(三)机上急救要点

(1)让患病旅客休息,安抚其情绪。
(2)口服止痛药,如散利痛、芬必得等,克感敏、泰诺等感冒药物也可作为替代。
(3)用冷毛巾或者冰块冷敷牙痛一侧的面颊部。
(4)如图3-4所示,按摩合谷穴(孕妇禁用);上牙痛按摩四白、迎香两个穴位;下牙痛按摩下关、颊车两个穴位。

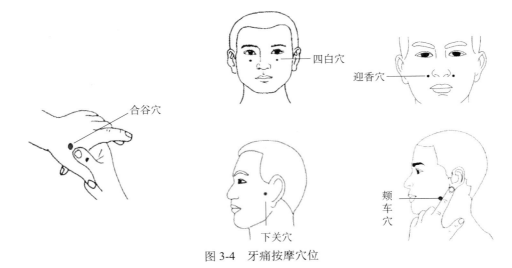

图3-4 牙痛按摩穴位

> **知识小贴士**
>
> **如何有效预防航空性牙痛**
>
> 患有深度龋齿、牙周脓肿及急性上颌窦炎的患者,最好及早治疗,在治愈后再乘坐飞机出行。
>
> 龋齿经过填充治疗后,牙髓敏感性更高,因此在补牙后4小时内最好不要乘坐飞机旅行。
>
> 值得注意的是,原来没有牙痛症状者,如果出现气压性牙痛,就应在落地后到医院口腔科进行仔细检查。
>
> 平时注意口腔卫生,坚持早晚刷牙,并采用正确的刷牙方法。
>
> 加强牙齿锻炼,可在晨起、睡眠前叩齿30次。

六、高空胃肠胀气

在高空,机舱内气压的降低会引起体内气体膨胀,胃肠胀气,导致食欲下降、便秘或腹泻等胃肠功能紊乱症状。特别是当飞机上升到5000米以上的高空时,胃肠道的气体明显增加,就会产生胃肠胀气、打嗝、腹痛、放屁、恶心、呕吐等不舒服的感觉。另外,某些食物也可以引起胃肠胀气;有些疾病也可以引起胃肠胀气,如肠梗阻、急性胃扩张等。

(一)发病表现

由高空低气压或食物引起的症状往往较轻,胃肠胀气、打嗝、放屁增加为主要表现。急性胃扩张、肠梗阻、急性胃肠穿孔等疾病引起的胃肠胀气,往往伴有腹胀、腹痛、恶心、呕吐等症状,严重时有面色苍白、出冷汗、血压下降等症状。

(二)机上急救要点

(1)对轻度胀气的旅客,乘务员可鼓励其适当按摩腹部(顺时针方向)、站立走动,或到卫生间排便,促进排气,缓解不适。

(2)禁止饮用产生气体的饮料。

(3)可以吃些山楂、陈皮、杨梅等促进排气的零食。

(4)适当服用多潘立酮(吗丁啉)、健胃消食片等胃肠动力药,或地衣芽孢杆菌活菌胶囊(整肠生)等微生态制剂。

(5)若腹痛剧烈,伴有面色苍白、出冷汗和血压下降等症状,应警惕有急腹症的可能,需随时监测病情变化,并及时送医。

> **知识小贴士**
>
> **如何预防高空胃肠胀气**
>
> 1. 飞行前的主食,甚至前一日晚餐,应不吃或少吃不易消化的食物,如含纤维多的

食物和易使胃肠产生气体的食物，如黄豆、豌豆、萝卜、韭菜、芹菜等，以免飞行中加重胸闷、腹胀感。

2. 飞行前排空大便、小便，保持胃肠道的通畅性。

3. 进餐不可过快，以减少吞咽的气体。

4. 应控制食用含脂肪多或油炸食物，该类食物在飞行中会使胃肠膨胀，加重消化不良症状。

5. 不饮用汽水、啤酒等产生气体的饮料。

民航担当

小朋友高空突发急病，乘务长轻松化解

2017年1月3日，QW9807航班因雾霾天气延误起飞。因担心长时间延误会使旅客产生不满情绪，在旅客登机前，乘务长林文倩特嘱咐乘务组全程加强微笑与细微服务，及时关注并满足旅客需求，以良好的精神面貌服务每一位旅客，带给旅客温暖的乘机感受。

飞机平飞后，一位中年男子突然神色焦急地来到前舱，询问乘务长林文倩是否备有退烧药。林文倩了解得知，这位男子的孩子患病发热了。林文倩立即跟随男子来到患病小朋友的身边，只见小朋友的脸色苍白且额头很烫。经测量，他此时已高烧38.2℃。林文倩一边轻声安抚小朋友，一边询问家长是否需要通过广播寻找医生。然而，也许是长时间的等待，让家长的情绪不佳，责怪道："就是因为飞机延误，才使孩子着凉生病，现在随便找个医生看，万一看坏了怎么办？"面对旅客的责问，林文倩毫无怨言，进行了诚挚的道歉，随后立即吩咐乘务员把此事报告机长，并亲自留在小朋友的身边陪护和照看。

小朋友因发热和腹痛而眉头紧锁，看起来十分痛苦。林文倩一边安抚他，一边让乘务员取来毛毯和枕头让他平躺下来。随后，她拿出自己平时携带的热水袋，细心地用小毛巾包好，轻放在小朋友的肚子上，且每隔一段时间为其轻揉肚子进行按摩。同时，她为小朋友喂食温水并进行物理降温……

这时，林文倩观察到小朋友的肚子胀得圆圆的，于是轻声问道："告诉阿姨，你是不是吃了很多好吃的东西，才把小肚子吃得圆滚滚的呢？"小朋友答道："阿姨，我吃了雪糕，还喝了好多可乐。"林文倩立即想到，小朋友多半是因食用雪糕和可乐而导致胃肠胀气和腹痛。于是，她将小朋友从平躺状态扶起，并一直顺时针轻揉小朋友的肚子且继续喂食温水……

在林文倩的贴心照顾之下，小朋友的气色逐渐好转，并笑着对林文倩说："阿姨，我现在感觉好多了，不像刚才那么难受了。"看到小朋友展露出可爱的笑容，林文倩一直悬着的心终于放下。此时，小朋友的奶奶已被感动得泪花闪闪，小朋友的父亲更是为自己最初的态度连声道歉，并执意在留言簿上写下感谢信，以表示对乘务组的感激之情。这温情的一幕被同行的旅客拍摄下来，定格成为永恒的记忆。

下飞机时，小朋友跑到林文倩的身边撒娇地说："阿姨，希望下次还能见到你。"林文倩笑着回应："下次不能再喝那么多可乐了，不然小肚子还是会不听话哦。"小朋友轻声问道："那雪糕还能吃一点点吗？"周围的人都笑了。这温暖的情景逗笑了在场的每一个人。

正是这一举一动、一点一滴传递着向上向善的力量，也让旅客感受到了贴心的关爱。林文倩说，好的服务，不是简单完成程序，而是发自内心地付出，只有想旅客所想，才能真正

让旅客感到愉悦和满足。在服务中，只要做到真诚、亲切、周到，必将传递爱的能量，赋予"服务"二字人性化的光彩！

工作任务

掌握常见航空性病症处理。

任务准备

以乘务组为单位，收集关于常见航空性病症突发的新闻和案例，编写机上旅客突发航空性病症的模拟剧本，做到每一位乘务员对各个角色的职责都非常清晰。

任务实施

乘务组现场抽签决定人员分工，并对工作任务进行讨论，并进行情景模拟。

任务评价

主要从学习态度、各组情景模拟作品质量、各小组成员沟通协作能力、参与讨论主动性、突发急症判断能力、处置措施等几个方面进行评价，详细内容如表3-1所示。

表3-1 机上旅客突发航空性病症急症的应急处置工作任务评价表

班　级			姓　名		
评价项目	评定标准			分值	得分
学习态度	学习态度认真，积极主动，方法多样			10	
职业素养	仪表整洁，职业着装规范得体，妆容符合职业要求，处理问题灵活有效，有良好的职业习惯			10	
协调能力	与小组成员、同学之间能够合作交流，协调工作			10	
项目讨论	参与项目讨论主动积极			20	
急症处置	能够口述多种常见急症的典型临床症状，正确判断突发急症，能够采取正确的处置措施			30	
作品质量	情景表演完整，能够展示机上旅客突发医疗急症的处置流程			10	
思政素养	能够深刻领会"真情服务"理念，努力践行"人民航空为人民"的宗旨，关心旅客，爱护旅客			10	
合计				100	
综合评价	自评（20%）	小组互评（30%）	教师评价（50%）	综合得分	

随堂检测

扫码检测

任务二　常见外伤和意外应急处理

知识目标

1. 了解常见外伤的发病表现。
2. 熟悉常见外伤处理要点。

技能目标

在实际工作环境中对常见外伤正确判断，采取正确的救护措施。

素质目标

1. 树立航空医疗救助安全意识，培养在工作中临危不乱的职业素养。
2. 培养民航乘务员精湛的业务技能和高度尽责的安全意识。

任务导入

2021 年 6 月 2 日下午，正准备从大兴机场乘坐南航飞机离京的董女士，在使用饮水机接水时，不小心将手指烫伤。董女士一声惊呼，吸引了途经此处的肯德基三级值班员陈晨的注意。陈晨主动上前询问情况，看到董女士痛苦地蹲在地上捂住手指，她立刻前往最近的必胜客店，要了冰块给旅客敷上，带着董女士前往附近的急救室。由于降温及时，烫伤处没有起水疱，医生便为董女士涂抹了烫伤药。

处理完，陈晨陪同董女士回到 A 指廊，安排董女士在必胜客店里休息。想到董女士旅途周转，烫伤处还要换药，陈晨便联系必胜客的孙经理说明情况，要到了餐饮店常备的烫伤药和新的冰块。"这些新的冰块您先用着，烫伤药您带上，路上也能换药啊。"陈晨的热情帮助与贴心的叮嘱，让董女士深受感动："这是我第二次来大兴机场，碰上你这么热心的小姑娘，真的谢谢你了，帮我这么大忙！"陈晨笑着回复说："为您服务，是我分内之事，也祝您旅途愉快。"

【思考】在飞机飞行中会出现旅客烫伤的情况吗？除了烫伤，还可能出现哪些意外的外伤？我们该怎么处理，并如何预防？

知识导图

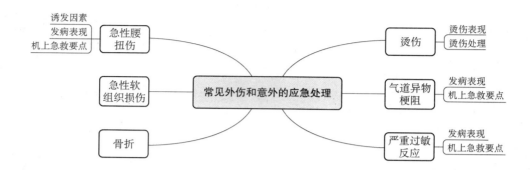

知识讲解

在飞行期间，有时会出现某些突发的急救事件。例如，旅客打翻刚冲泡好的咖啡导致烫伤，取行李时腰不慎扭伤，吃东西时讲话而不小心噎着。对于这些问题，如果处理不及时，就可能导致不良后果。因此，民航乘务员要掌握常见外伤和意外的急救处理技术，增强应急能力，提高客舱服务水平。

一、急性腰扭伤

急性腰扭伤俗称"闪腰"，是指腰部肌肉、筋膜、韧带等软组织因外力作用突然受到过度牵拉而引起的急性损伤。

（一）诱发因素

旅客取放行李，或站、蹲时，由于姿势不正、用力过猛或遭到外力冲击等。

（二）发病表现

旅客伤后立即出现腰部疼痛，呈持续性剧痛；有的只是轻微扭转一下腰部，当时并无明显痛感，但休息后感到腰部疼痛。此时，旅客腰部活动受限，不能挺直，俯、仰、扭转感到困难，咳嗽、打喷嚏、大小便可使疼痛加剧；站立时往往用手扶住腰部，坐时用双手撑住椅子，以减轻疼痛。

（三）机上急救要点

急性腰扭伤的旅客大多数疼痛难忍，但及时正确地处理，可缓解痛苦，帮助康复。

急性腰扭伤发生后，切记不可乱揉腰部或者热敷治疗，否则会加重肌肉筋膜组织出血，或造成椎间盘损伤。

1. 现场急救方法

（1）平卧。平卧可减轻伤痛和肌肉痉挛。如果旅客自述难以继续坐在位置上，乘务员就可协助旅客平卧在地上。如图 3-5 所示，在腰部两侧塞垫衣物，使腰部固定。另外，在膝关节下垫枕头，可以减轻腰部压力。

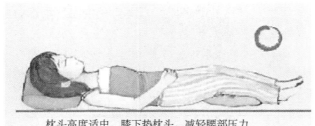

图 3-5　急性腰扭伤平卧

（2）冰（冷）敷。发生急性腰扭伤后的 24~48 小时最好局部冰（冷）敷，可以直接减轻疼痛，更重要的是冰（冷）敷可使毛细血管收缩，减少肌肉筋膜组织出血，减轻局部炎症水肿渗出。

乘务员用塑料袋包住冰块，外裹一层薄毛巾，或直接用毛巾浸冷水，敷在疼痛部位，如图 3-6 所示。冰（冷）敷每 1~3 分钟换一次毛巾，连续 5~10 次即可。冰（冷）敷的时间不能过长，否则会影响血液的正常循环，适得其反。

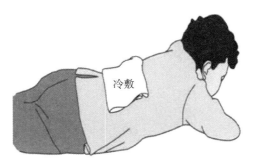

图 3-6　急性腰扭伤冷敷

2. 简易自疗法

民航乘务员应掌握一些简易自疗法，指导急性腰扭伤后程度不重的旅客进行简易的自疗。下面以右侧腰扭伤为例，进行说明。

（1）旅客取站立位，两腿分开略宽于肩，左手叉腰，右手拇指按压痛点，并缓缓地由外向内推按，同时腰徐徐弯向右侧。如此反复 3~5 次，然后轻轻揉痛点。

（2）旅客取站立位，右手拇指在痛点从下向上推按，同时腰部徐徐后伸，一推一伸，反复 3~5 次，再轻揉痛点。

（3）旅客面椅而立，双手扶椅沿，身体前倾，腰部微屈，随之将右腿朝外横向抬起，腰左右侧弯。这样持续 2 分钟左右，再将右腿用力下伸，使损伤的软组织在牵拉作用下得以疏顺。

（4）旅客取坐姿，将右腿架于左腿之上，用左手握住膝关节，用力搬向左侧，身体猛地转向右侧，这时腰部往往会发出一声轻响。

完成上述动作以后，旅客起身走几步活动腰部，此时症状基本可以消除。

民航担当

飞机上的安全常识抢答

2013年五一国际劳动节，国航天津分公司"津凤乘务组"在CA1371天津至深圳的航班上开展了一场新颖别致的"我劳动，我光荣"与旅客互动的活动，丰富旅客的安全乘机常识，增加旅程的娱乐性、趣味性和知识性，深受旅客欢迎。

飞机进入平飞状态后，乘务员主持人问："在飞行中遇到颠簸时旅客该怎么办？"旅客甲答："回到座位坐下。"旅客乙答："系好安全带。"主持人补充道："在洗手间的旅客一定要抓住扶手。"

"当飞机开始滑行准备起飞时，旅客需要做些什么？""系好安全带、调直椅背、打开遮光板、扣好小桌板、关闭电子设备……"

只要答对一部分的旅客就可获得一份精美的小礼物。

接下来，主持人问："为什么在起飞降落时要调直椅背？"旅客答："防止挡道，防止闪腰。"

题目由浅入深，由易至难。

"为什么在飞机起飞之前，旅客不可以随便换座位？""防止破坏飞机的载重平衡。"

旅客每答对一道题，主持人就再描述一遍，以加深大家对安全乘机常识的了解。通过有奖抢答的形式，旅客在游戏中增长了安全乘机知识，熟悉了安全乘机的有关规定。一位旅客深有感触地说："这样的活动，使我增长了知识，丰富了旅程，对旅客、对航空公司均有百利而无一害。"

二、急性软组织损伤

急性软组织损伤是指皮肤、皮下组织、筋膜、韧带、血管、神经、关节囊、关节软骨等软组织损伤。

根据有无伤口，急性软组织损伤一般分为闭合性软组织损伤和开放性软组织损伤两种。简单讲，闭合性软组织损伤只是软组织损伤，皮肤完整，表现为皮肤瘀青、疼痛；开放性软组织损伤是软组织损伤并有皮肤破损，一般有出血。相对而言，开放性软组织损伤对处理的要求较高。

开放性软组织损伤处理，按止血—包扎—固定—搬运程序酌情操作。

闭合性软组织损伤处理方式如下：

1. 制动休息

建议旅客自我控制受伤部位，保持不动。

2. 冰敷或冷敷

（1）冰敷：将冰块敷在患处，时间控制在20分钟左右。

（2）冷敷：将冷毛巾敷在患处，水温为1~15℃。每2分钟更换一次毛巾，敷15次左右。也可将损伤处放在冷水中浸泡，水温为1~15℃，一般浸泡10~30分钟。以上时间仅供参考，具体以旅客感觉好转或无不适为宜。

三、骨折

在飞行过程中，舱内人员可能因扭伤、挤压伤、跪地伤、坐跌伤或撞击伤导致骨折或关节损伤，此时无法将伤员马上送往医院，对伤员进行紧急处理很重要。

机上处理要点包括止血、包扎、固定、搬运几个部分，见本书"项目二任务二：掌握外伤救护四大技术"相关内容。

四、烫伤

烫伤指由无火焰的高温液体或高温固体、高温蒸气所致的组织损伤。例如，飞机颠簸时，热水、热液泼洒或人为操作失误会造成高温液体烫伤，手机、移动电源等长期使用或质量较差会导致过热甚至爆炸，造成高温气体烫伤。此外，皮肤长时间接触热水袋等也会导致低热烫伤。

（一）烫伤表现

被烫伤后，伤处会出现明显的疼痛、红肿、起水疱，局部渗出液体明显增加。烫伤分以下三个等级。

1. 一度烫伤

烫伤只伤及皮肤表层，伤处皮肤轻度红肿疼痛，但无水疱，有点像皮肤被太阳晒伤。

2. 二度烫伤

烫伤伤及真皮组织，红肿疼痛明显，有水疱，飞机旅客烫伤多为此类。

3. 三度烫伤

烫伤伤及皮肤全层，甚至皮下组织、脂肪、骨组织等，皮肤呈灰色、红褐色或焦黑色，血管栓塞，痛觉消失。

（二）烫伤处理

1. 冷却

迅速降温最有效的方法是：立即用冷水冲患处，或立即把患处浸在冷水中，不要担心冷水冲烫伤处会污染伤口。

如果烫伤在手指部，就需要迅速摘下旅客戴的戒指等首饰，避免由于烫处红肿而难以摘下。

如果有衣物覆盖，就可隔着衣物尽快用冷水局部浸泡或冲洗烫伤部位；注意不可冰敷裸露的患处，强大的温差会伤害皮肤和组织。也可把烫伤部位用毛巾包好，再在毛巾上浇冷水，用冰块隔着衣物短时间进行冷敷。

冲洗、浸泡、冷敷的冷水温度以自来水温度为宜，不要过低或过高。一般在离开冷水后局部疼痛不明显为止，通常需要30分钟。

2. 消毒

经过上述冲洗、浸泡、冷敷处理后的伤口，可用碘伏消毒，也可直接抹烫伤膏。

3. 包裹

用干净的纱布、清洁的毛巾包裹和固定烫伤部位。

对于下肢范围较大的烫伤部位，应抬高患肢，以减轻充血、水肿。

对于二度烫伤出现的水疱，在地面可以彻底进行皮肤消毒，破了的水疱会迅速结痂痊愈。在特定的客舱环境，无法彻底消毒，所以对小水疱一般不予清除，对大水疱仅进行低位剪破引流，以保留疱皮的完整性，起到保护创面的作用。

对于三度烫伤，乘务员需用剪刀剪开受伤旅客衣物，千万不可用手撕开，因为衣物有可能粘连肌肉血管组织。乘务员抬高旅客伤肢，全航程监护，防止其休克，在必要时进行急救。

飞机到达目的地后，烫伤旅客应尽快去医院进行处理。

五、气道异物梗阻

在飞机上，经常发生旅客因进食时讲话、哭闹或大笑，使食物吸入气道而导致剧烈咳嗽的情况。此外，一些疾病突然发作会导致旅客意识丧失，这时旅客口中的义齿、呕吐物、血块等异物极易被吸入气道，导致气道异物梗阻。如果不及时处理气道异物梗阻，旅客很快就会因窒息而呼吸、心脏骤停，甚至失去生命。

（一）发病表现

气道异物梗阻多见于儿童，一般表现为呛咳、憋喘、口唇青紫、呼吸困难，严重者出现三凹（即锁骨上窝、胸骨上窝、肋骨间的肌肉凹陷）、不能说话（失声），甚至窒息。吸入气管的异物会引起人体极度不适，所以患者常常不由自主地将手呈 V 字形紧贴颈部，这是气道异物梗阻的典型特征，如图 3-7 所示。

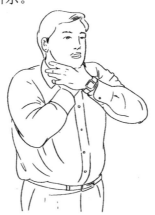

图 3-7　气道异物梗阻患者将手紧贴颈部

（二）机上急救要点

遇到气道异物梗阻患者，乘务员要首先判断其意识是否清醒，应马上询问患者"您被卡（呛）住了吗？""我能帮您吗？"，同时观察患者咳嗽、说话的情况。此时，意识清醒的患者会点头。患者能发声，为轻度气道异物梗阻，乘务员应鼓励其用力咳嗽（因为自主咳嗽产生的压力是外界给予压力的 4 倍），自己将异物咳出，千万不要拍其后背。轻度气道异物梗阻有可能导致严重的并发症，或者病情加重，所以后续乘务员还应当严密观察患者的呼吸情况。

患者表情惊恐，不能发声，为气道完全梗阻，乘务员应在现场立即对患者进行急救，同时报告乘务长和机长，通过广播请旅客中的医务人员参加抢救。机长需要与地面急救中心取得联系，必要时紧急备降。若在地面抢救，则需要拨打急救电话。

1. 腹部冲击法

腹部冲击法是常用的清除气道异物的急救方法，如图3-8所示，其操作原理是冲击腹部——膈肌下软组织，产生向上的压力，压迫两肺下部，从而驱使肺部残留空气形成一股气流。这股带有冲击性、方向性的长驱直入气管的气流，能够将堵住气管、喉部的食物硬块等异物驱除，使人获救。

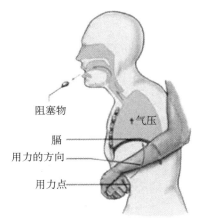

图 3-8　腹部冲击法操作原理

（1）立位腹部冲击法。

该方法适用于意识尚清醒的患者。

如图3-9所示，患者取立位，弯腰，头部前倾。乘务员站在患者身后，用双臂环抱患者腰部；一只手握空心拳，以拇指侧（拇指关节凸起处）抵住位于腹部正中线脐上方两横指处，且远离剑突；另一只手紧握该拳，并用力快速向内向上冲压5次。患者应配合救护员，低头张口，以便异物排出。这一操作可重复若干次。

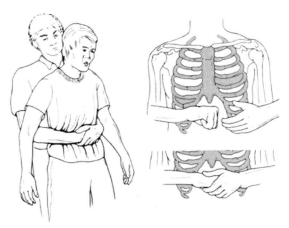

图 3-9　立位腹部冲击法

（2）卧位腹部冲击法。

该方法适用于意识欠清或不清的患者。

如图 3-10 所示，将患者置于仰卧位，使头后仰，偏向一侧，开放气道。乘务员以双膝夹住患者两髋部，呈骑跨式，或跪于患者一侧，以双膝抵住患者一侧的髋部。救护员将一只手掌根部置于患者腹部正中线脐上方两横指处，远离剑突，另一只手重叠于上方，双手合力快速、向内向上有节奏地冲击患者腹部 5 次。这一操作可重复若干次。检查患者口腔，如果有异物排出，就迅速用手将异物取出。如果反复多次冲击都无法排出异物，且患者无呼吸和脉搏，就应立即进行心肺复苏，从而避免大脑及其他脏器长时间缺血缺氧。

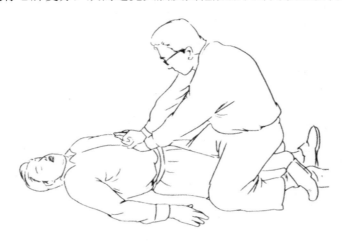

图 3-10　卧位腹部冲击法

（3）立位胸部冲击法。

该方法主要适用于意识尚清醒的、过度肥胖的患者或孕妇。

如图 3-11 所示，患者取立位，乘务员站在患者背侧，双臂经过患者腋下环抱其胸部；一只手握空心拳，以拇指侧（拇指关节凸起处）抵住患者胸骨中部，注意避开肋骨缘及剑突；另一只手紧握该拳，向内向上连续 5 次快速冲击。这一操作可重复若干次。检查异物是否排出。

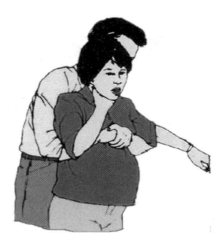

图 3-11　立位胸部冲击法

（4）自救腹部冲击法。

患者可以进行自救。

如图 3-12 所示，患者一只手握拳，将拳眼置于脐上两横指上方，另一只手包住拳头，双手急速地向内上方压迫自己的腹部，反复有节奏、有力地进行。患者也可以稍稍弯下腰，靠在一个固定物体上（如桌子边缘、椅背、扶手栏杆等），用物体边缘压迫自己的上腹部，快速向上冲击，重复进行上述操作，直至将异物排出。

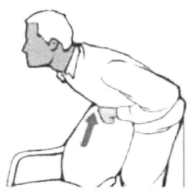

图 3-12　自救腹部冲击法

2. 背部叩击法

该方法适用于意识清醒、有严重气道梗阻症状患者。

如图 3-13 所示，患者取立位，乘务员站在患者身后（儿童身高较矮者，救护员可跪在其身后），然后一条腿在前，插入患者两腿之间，呈弓步，另一条腿在后伸直。乘务员用一只手支撑患者胸部，排除异物时让患者前倾，使异物从口中出来，而不是顺呼吸道下滑；用另一只手的掌根部在患者两肩胛骨之间大力叩击 5 下。背部叩击最多重复进行 5 次，如果通过叩击梗阻症状明显减轻，就不一定每次都要叩击 5 下。

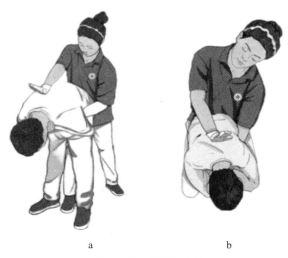

a　　　　　　　　b

图 3-13　背部叩击法

> **知识小贴士**
>
> 婴幼儿救治
>
> 对于 3 岁以上的儿童，可以用腹部冲击法急救。
> 对于 1~3 岁的幼儿，可以采取背部叩击法。
> 对于 1 岁以下的婴儿，可以用背部叩击法及胸部冲击法救治，如图 3-14 所示。
>
>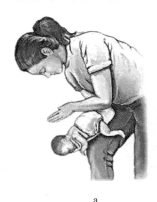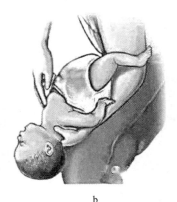
> 　　　　a　　　　　　　　　　b
>
> 图 3-14　婴儿救治法
>
> 1. 背部叩击法
>
> 乘务员用一只手固定住婴儿的头颈部，让其保持脸朝地、头低屁股高的姿势；然后，用另一只手的手掌根部连续叩击婴儿肩胛骨连线中点 5 次。注意，用手掌根部才不会叩伤婴儿。
>
> 2. 胸部冲击法
>
> 脸的位置和上面相反，需要把婴儿翻转成脸朝天，依然保持头低屁股高的姿势。随后，乘务员用食指、中指连续按压其胸骨下半部 5 次。注意，是用手指柔软的部位按压，不是手指尖。
>
> 以上两种方法，乘务员可以视情况反复交替进行，一直到婴儿把异物排出为止。

六、严重过敏反应

严重过敏反应是指与过敏原接触后迅速发生的严重的全身过敏反应。

严重过敏反应往往出现在与过敏原接触后 2 小时内。药物过敏，常在用药后 5~10 分钟内发作；食物过敏大多数在进食 30 分钟内发作；昆虫叮咬引起的过敏大多数发生在叮咬后 30 分钟内。

婴幼儿、青少年、老年人是过敏危险人群。常见的过敏诱发因素有食物、药物和昆虫叮咬，过冷、疲劳等会增加过敏反应风险。

（一）发病表现

出现以下情况之一者，即可诊断为严重过敏反应。
（1）在接触已知过敏原后数分钟至数小时出现血压下降。
（2）接触可能的过敏原后数分钟至数小时出现以下 2 项或以上症状。

①皮肤、黏膜症状。皮肤瘙痒，尤其手掌、足底、手面部的瘙痒。这往往是严重过敏反应即将发生的征兆。继而出现大面积潮红、荨麻疹，甚至全身荨麻疹，有时会出现唇、舌、腭、喉水肿。

绝大部分严重过敏反应都有皮肤、黏膜症状，但无皮肤、黏膜症状不代表没发生严重过敏反应。

②呼吸道症状，主要表现为喉头水肿造成的喉鸣、发音障碍、失声，可伴有呼吸困难症状。

③心血管症状，血压下降或伴随症状，如焦虑不安、大汗、晕厥、大小便失禁。

④消化系统症状，腹绞痛、明显的便意、呕吐等。

（二）机上急救要点

（1）询问过敏史，立即停止接触可能的过敏原。

（2）尽快肌内注射肾上腺素。成人0.3~0.5毫克，即1%针剂0.3~0.5毫升；儿童0.15~0.3毫克，即1%针剂0.15~0.3毫升。如果患者自带预充式肾上腺素笔（肾上腺素自动注射器），就可协助患者在大腿中外侧肌肉内注射。如果15~30分钟内无明显好转，就可再注射一剂肾上腺素，并尽快让飞机着陆进行医疗急救。

（3）密切关注。尽量让患者仰卧并抬高下肢。如果患者呕吐，就让其侧卧。患者呼吸困难，可取坐位。如果患者出现呼吸、心脏骤停，就应立即进行心肺复苏。

民航担当

在飞机上突发过敏，遇到钟南山

2019年8月31日，在新加坡飞往广州的航班上，一个9岁的孩子突发过敏，万幸的是，跟他在同一趟航班上的有著名呼吸科专家、中国工程院院士钟南山。

当天16点20分左右，这个男孩在飞行途中突发过敏，满脸及全身红肿，情绪极不稳定。据了解，当时飞机起飞不到3小时，男孩父亲紧急呼叫民航乘务员，民航乘务员调低了舱内温度，并拿来冰块进行冰敷。一位曾有过敏史的安全员对孩子进行安慰。大家没想到钟南山也在飞机上，他也来探望男孩并亲自问诊。

男孩父亲告诉钟南山："昨天早上开始发现孩子身上起红点，不过到中午时有好转。不吹空调，情况就会好转。"

"以前有这种情况吗？"钟南山一边仔细查看孩子的胳膊一边询问。

"以前没有。"

"从来没有出现过？"得到男孩父亲的答案后，钟南山又确认了一遍。

男孩父亲继续回忆，称自己和孩子在新加坡待了4天。前一天晚上，孩子吃了些新加坡当地食物。钟南山表示："看起来像食物过敏引发的荨麻疹。"

经过一番仔细检查，在确认孩子没有生命危险后，钟南山院士才离开。

男孩父亲表示："没想到在飞机上孩子的一个病会得到这么多素不相识人的关心，尤其没有想到钟南山院士还亲自来看诊。听到他说孩子没有危险，我这颗忐忑的心才放下来，非常感谢大家！"

网友纷纷表示，男孩很幸运，挂上"超级专家号"了。

工作任务

掌握常见外伤的处理。

任务准备

以乘务组为单位,收集常见的关于外伤和意外的新闻和案例,编写机上旅客外伤和意外的模拟剧本,做到每位乘务员对各个角色的职责都非常清晰。

任务实施

乘务组现场抽签决定人员分工,对工作任务进行讨论,并开始情景模拟。

任务评价

主要从学习态度、各组情景模拟作品质量、各小组成员沟通协作能力、参与讨论主动性、突发急症判断能力、处置措施等几个方面进行评价,详细内容如表3-2所示。

表3-2 机上旅客外伤和意外的应急处置工作任务评价表

班 级			姓 名		
评价项目	评定标准			分值	得分
学习态度	学习态度认真,积极主动,方法多样			10	
职业素养	仪表整洁,职业着装规范得体,妆容符合职业要求,处理问题灵活有效,有良好的职业习惯			10	
协调能力	与小组成员、同学之间能够合作交流,协调工作			10	
项目讨论	参与项目讨论主动积极			20	
急症处置	能够口述多种常见外伤或意外的症状,能够采取正确的处置措施			30	
作品质量	情景表演完整,能够展示机上旅客突发医疗急症的处置流程			10	
思政素养	能够深刻领会"真情服务"理念,努力践行"人民航空为人民"的宗旨,关心旅客,爱护旅客			10	
合计				100	
综合评价	自评(20%)	小组互评(30%)	教师评价(50%)	综合得分	

随堂检测

扫码检测

项目三　机上常见病症处理

任务三　机上常见一般病症应急处理

知识目标

1. 了解常见一般病症的发病表现。
2. 熟悉常见一般病症的处理要点。

技能目标

在实际工作环境中对常见一般病症正确判断，采取正确的救护措施。

素质目标

1. 树立航空医疗救助安全意识，培养在工作中临危不乱的职业素养。
2. 培养民航乘务员精湛的业务技能和高度尽责的安全意识。

任务导入

"宝宝乖，不哭了，不哭了，妈妈抱……"由北京飞往贵阳的CZ6188航班刚进入平飞阶段，忽然客舱内传来响亮的啼哭声。正在执行客舱巡视任务的南航贵州公司空乘人员吴英豪急忙上前查看，在了解情况后主动帮忙照顾孩子，化身"完美奶爸"。

原来年轻妈妈独自带着7个月大的孩子从北京回贵州老家过年。由于路途奔波加上孩子又是第一次坐飞机，所以不仅体温升高，而且出现了呕吐的症状，一直在妈妈怀里挣扎哭闹。"他爸爸回不来，我一个人带他出门就怕他生病，真是怕什么来什么……"孩子妈妈说到心酸处忍不住红了眼圈，与孩子一起落泪哭泣。吴英豪连忙进行安抚。

"女士，您别担心，刚才受气流影响飞机有些颠簸，所以孩子可能不适应，我们一定全力帮助您。"吴英豪虽然还没结婚，也没带过孩子，但凭借自身的服务经验与素养，他立即拿来了几个清洁袋，方便旅客随时接取呕吐物。同时，为奶瓶里倒入温水并轻轻为孩子盖上薄毛毯。在吴英豪的悉心照顾下，孩子逐渐恢复了平静并慢慢地睡着，年轻的母亲也终于松了一口气。

下机时，一直关注母子二人的吴英豪见其行李较多，再次上前帮忙，帮孩子穿上外套防止其下了飞机后着凉，同时主动帮她们将行李取下并一直送到摆渡车上。

"太感谢了，今天您真是帮了我大忙。"道别时，旅客笑着对吴英豪说，"以后有了孩子，您一定是个'完美奶爸'。"

【思考】在飞行中，除了航空性病症和外伤或意外，乘务员还会遇到哪些常见的一般病症？

知识导图

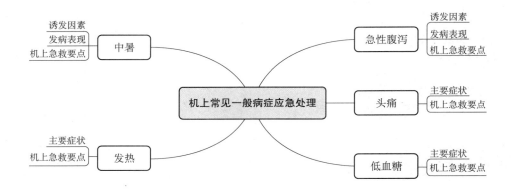

知识讲解

一、中暑

中暑是指人体处于热环境中导致体温调节功能紊乱所致的一组临床综合征。

（一）诱发因素

中暑，是人体由于长时间处于高温、高湿的环境中时，人体新陈代谢和运动产生热量超出了机体的散热能力，大量热量积聚引起的。高温季节、空气湿度增加；通风条件差；公共场所人群拥挤，产热过于集中而散热困难等都可以诱发中暑。汗腺功能出现障碍者、甲状腺功能亢进者、肥胖者、老年人、孕妇在高温环境中容易出现中暑。

（二）发病表现

(1) 体温高。
(2) 皮肤热、红、干燥。
(3) 呼吸、脉搏紊乱。
(4) 可能抽搐。
(5) 可能意识丧失。

（三）机上急救要点

(1) 用冷水擦患者赤裸的皮肤，在腋下、踝关节和颈部进行冷敷，用微风吹。
(2) 多喝含盐分的清凉饮料。
(3) 在有必要时提供氧气。
(4) 观察重要体征。
(5) 为休克患者提供急救。

二、急性腹泻

腹泻是消化系统常见病症，主要表现为排便次数增多、排稀便，伴有或不伴有腹痛症状。

（一）诱发因素

急性腹泻是由于胃肠道受到各种因素刺激、收缩蠕动过快，以及肠道因为炎症刺激，肠黏膜分泌旺盛而导致吸收障碍引起的。急性腹泻常见病因包括以下几个方面。

（1）进食不洁食物导致的急性胃肠炎。
（2）特殊病原体导致的急性感染，如霍乱、伤寒等。
（3）肠道慢性炎症性疾病，如溃疡性结肠炎、肠结核等。
（4）肠道肿瘤。
（5）肠易激综合征。
（6）消化道以外其他系统的疾病，如甲状腺疾病、风湿免疫性疾病等。

（二）发病表现

主要发病表现为腹痛、腹泻、恶心、呕吐；严重者有发热、脱水、酸中毒症状，甚至休克。

（三）机上急救要点

（1）为旅客提供液体饮品，如盐糖水或其他淡茶水。
（2）为旅客提供补充能量的食物，以清淡为主，如米汤、米饭、面包等，避免油腻或高脂肪食物。
（3）测量体温。如果旅客伴有发热、恶心、呕吐及腹泻、腹痛症状，就必须进行座位隔离，单独收集患者接触过的物品并密封，在落地后交卫生防疫部门处理。将情况及时报告机长及有关防疫部门。患者只能使用其用过的厕所，其他旅客使用另外的厕所。

民航担当

东航员工热心服务老年旅客，95530 发来表扬信

2017 年 3 月 12 日凌晨 1 点，东航云南公司廊桥操作员何敏指引完 116 号廊桥 MU5902 航班的旅客后，准备退桥结束当天的工作。她来到飞机上确认旅客是否下机完毕，发现有两位老人还在飞机上，其中一位老人还在洗手间里。乘务员告知该旅客腹泻严重，需要帮助。何敏立即报告班组，为老人推来了轮椅。何敏看到两位老人身边无年轻的同伴，便主动帮助两位老人拿随身行李，推着腹泻的老人一起到行李到达口。在送两位老人出站的途中，腹泻的老人又多次呕吐，何敏耐心地将自己身上准备的纸巾拿出来为老人擦拭，并帮助老人到就近的洗手间处理。两位老人非常感动。当何敏把旅客送出站，与老人道别时，两位老人依依不舍，握着何敏的手说："今晚多亏遇到了你，如果没有遇到你，我们就不知道怎么办了，感谢你对我们的帮助与照顾。"何敏只是简单地回答："您别客气，这是我们应该做的。"

送完旅客，何敏回到休息室已经是凌晨2点多了。看到旅客可以安全地回家，她心里感觉到踏实和高兴。不久，何敏收到了两位老人通过致电95530发来的表扬信，这对何敏的工作是很大的肯定。

三、发热

发热俗称"发烧"，指由各种原因导致的病理性体温升高超出正常范围的现象。

正常人在体温调节中枢的调控下，机体的产热和散热过程保持动态平衡，当机体在致热源作用下或体温中枢存在功能障碍时，产热过程增加，而散热不能相应增加或散热减少，体温升高超过正常范围。

导致发热的原因很多。发热绝大多数是感染性发热，由细菌、病毒等各种病原体感染引起。另外，体温调节中枢功能异常（如中暑、脑出血）、内分泌与代谢障碍（甲状腺功能亢进、重度失水）、无菌性坏死物质吸收（如大手术后的组织损伤、白血病等）也会引起发热，这种发热为非感染性发热。

（一）主要症状

1. 体温上升期

该期主要症状为皮肤苍白、疲乏无力、肌肉酸痛、干燥无汗、畏寒，有时可伴有寒战。

2. 高热持续期

该期体温维持在较高的状态，主要症状为皮肤潮红而灼热，呼吸、心率加快。

3. 体温下降期

在该期，由于病因消除或药物应用，体温逐渐恢复正常，表现为大量出汗和皮肤温度降低。

（二）机上急救要点

1. 补充水分

给旅客送杯热水，让其补充水分。

在发热时，人体内水分流失加快，因此宜多饮开水、果汁、不含酒精或咖啡因的饮料。

2. 物理降温

（1）热敷。体温不是很高的话，可采用热敷来退热。用35℃左右的湿热毛巾反复擦拭患者的额头、四肢，使身体散热，直到退热为止。

若患者出现发抖、面色发灰、肢端冷等不适反应，则应立即停止热敷。需要注意的是，当患者体温上升到39℃以上时，应以冷敷处理，以免体温继续升高。

（2）冷敷。如果高热让患者无法忍受，就可进行冷敷。将冰块或冰水做成冰袋、冰枕等，或者使用湿冷毛巾冷敷患者头部、手腕、腋下及腹股沟等处，同时注意用衣物盖住其他身体部位，尤其注意脚部的保温。

此外，在降温过程中，应密切观察患者面色并定时测量体温，以防降温过快、过低；同时，为患者适当补充易消化的营养食物、糖、维生素及足够的水分，以防身体脱水和虚脱。

3. 打开通风孔

此外，在降温过程中，应密切观察患者面色并定时测量体温，以防降温过快、过低；同时，为患者适当补充易消化的营养食物、糖、维生素及足够的水分，以防身体脱水和虚脱。

如果有需要，则可调整旅客到其他空余座位休息。发现有咳嗽、咽痛等急性呼吸道感染病症状时，应按照机上公共卫生事件应急处理办法进行处理，并及时通知机长。

四、头痛

头痛在广义上指头部的所有疼痛，在狭义上指局限于头颅上半部的疼痛。

过度疲劳、精神紧张、压力过大、睡眠少等原因引起的头痛最为常见，这种头痛往往经过休息、充足的睡眠后会消失。另外，神经颅内感染（脑膜炎、脑炎等）、脑血管疾病（脑出血、脑栓塞、脑供血不足等）、全身性疾病（流感、伤寒、肺炎、酒精中毒、高血压等）也会引发头痛。

（一）主要症状

（1）感染性疾病所致的头痛，起病较急，并有发热症状。

（2）脑血管疾病所致的头痛，急剧，持续不减弱，并有不同程度的意识障碍，但无发热症状。

（3）颅内占位性病变（颅内肿瘤、脑脓肿等）所致的头痛多为慢性进行性头痛，并有颅内压增高的症状（头痛、恶心、呕吐等）。

（4）长期反复发作性头痛多见于偏头痛、紧张性头痛、丛集性头痛等。

（二）机上急救要点

（1）保持患者周围环境安静，使患者安静休息。

（2）给患者送杯热水，让其补充水分。

（3）为患者测体温。

（4）无论头痛部位在何处，均可用冷湿毛巾或热湿毛巾敷前额止痛。这样可以减少脑的耗氧量，减轻脑水肿，保护脑组织。

（5）用手指按压两侧的太阳、合谷等穴位，通常可以减轻疼痛。

（6）密切关注患者症状变化，如果头痛持续、急剧，无发热或呕吐等症状，就要考虑患者有脑部疾病。

五、低血糖

低血糖是指由多种病因引起的人体血糖浓度过低所致的综合征。糖尿病患者少食、不食等易诱发低血糖。

（一）主要症状

低血糖症状包括心悸、震颤、焦虑，以及面色苍白、出冷汗、饥饿、感觉异常等。部分患者会出现嗜睡、意识模糊，甚至昏迷等症状。

（二）机上急救要点

（1）保持周围环境安静，让患者平卧休息。
（2）给患者提供糖水、含糖饮料、糖果、饼干、面包等含糖食品。
（3）密切关注患者症状变化。

民航担当

海南航空乘务员钟雪：细致服务，不忘初心

"如果你不知道自己想做什么，那就不如先把手里的事做好；如果你不知道自己会遇到谁，那就先学会善待身边的人，用严谨的态度对待自己的工作，勤勤恳恳、兢兢业业，忠于职守、尽职尽责，用辛勤的双手为乘坐海南航空班机的旅客提供温馨、便捷的客舱服务。"

说这些话的女孩叫钟雪，是来自海南航空新疆乘务队的一位乘务长。钟雪热爱飞行，她说："飞行让我懂得肩上的责任，我愿意坚持这份初心，坚守这些让自己从青涩蜕变到沉稳的时光；飞行也教会了我感恩和担当。现在，我开始感激生活，感激在每段航程中遇到的人们。"

在一次从南京飞往乌鲁木齐的航班中，乘务员向钟雪汇报后舱一名旅客没有用餐。细心的钟雪想，这么长的航线，旅客选择不用餐一定事出有因。于是，她决定去查看旅客情况。来到后舱后，她发现33排H座的旅客萎靡不振地靠躺在座椅上，面色苍白。钟雪询问后得知，这名旅客是素食主义者，因不清楚机上素食餐的预定流程而没有预定餐食，此刻有些低血糖，而且前不久做过手术。钟雪听完后，立即为旅客冲了一杯糖水，并在自己的机组餐里拼出了一份素食餐，让旅客食用。看到钟雪如此贴心的服务，旅客深受感动。此外，钟雪还详细告诉该旅客特餐的预定流程并在旅途中全程关注旅客的状态。当飞机抵达终点后，钟雪专门安排乘务员协助该旅客拿行李。面对乘务组如此热情周到的服务，该旅客一次次回头道谢，对海南航空的乘务员给予充分认可。

不忘职业初心，牢记职业使命，细心观察，用心体会，诚心帮助，耐心听取，全心服务，只有如此，才能为旅客提供满分的服务。

工作任务

掌握常见一般病症的处理。

任务准备

以乘务组为单位，收集常见的关于本任务中病症的新闻和案例，编写机上旅客发生该类病症的模拟剧本。

项目三　机上常见病症处理

任务实施

乘务组现场抽签决定人员分工，对工作任务进行讨论，并开始情景模拟。

任务评价

主要从学习态度、各组情景模拟作品、各小组成员沟通协作、参与讨论主动性、突发急症判断能力、处置措施等几个方面进行评价，详细内容如表 3-3 所示。

表 3-3　机上旅客常见一般病症的应急处置工作任务评价表

班　级			姓　名		
评价项目	评定标准			分值	得分
学习态度	学习态度认真，积极主动，方法多样			10	
职业素养	仪表整洁，职业着装规范得体，妆容符合职业要求，处理问题灵活有效，有良好的职业习惯			10	
协调能力	与小组成员、同学之间能够合作交流，协调工作			10	
项目讨论	参与项目讨论主动积极			20	
急症处置	能够口述本病症的典型临床症状，能够采取正确的处置措施			30	
作品质量	情景表演完整，能够展示机上旅客突发医疗急症的处置流程			10	
思政素养	能够深刻领会"真情服务"理念，努力践行"人民航空为人民"的宗旨，关心旅客，爱护旅客			10	
合计				100	
综合评价	自评（20%）	小组互评（30%）	教师评价（50%）	综合得分	

随堂检测

扫码检测

任务四　机上常见急危重症及死亡应急处理

知识目标

1. 了解常见急危重症的发病表现。
2. 熟悉常见急危重症的处理要点。

技能目标

能运用所学知识,对机上常见急危重症进行快速识别和正确处理。

素质目标

1. 树立航空医疗救助安全意识,培养工作中临危不乱的职业素养。
2. 培养责任意识,时刻将旅客生命安全放在首位,对生命负责,对岗位负责,对行业负责。

任务导入

2021年3月17日,南航CZ8762航班刚起飞20分钟,旅客刘女士就感到全身冒冷汗、呼吸急促、浑身发抖。乘务长询问得知,刘女士有多年哮喘病史,哮喘药随行李托运了。

【思考】在飞行中,如果旅客哮喘发作,民航乘务员应如何进行应急处置?

知识导图

```
                         诱发因素
                    ┌── 冠心病 ── 发病表现
                    │            机上急救要点
                    │
        诱发因素      │            诱发因素
    ┌── 下肢深静脉── │        ┌── 高血压 ── 发病表现
    │   发病表现   血栓 │        │   危象      机上急救要点
    │   机上急救要点 │        │
    │               │        │
    │   发病表现   │   机上常见重急症及 │   主动脉 ── 发病表现
    ├── 急性肺栓塞──│   死亡应急处理    ├── 夹层      机上急救要点
    │   机上急救要点 │                │
    │               │        │            诱发因素
    │   诱发因素   │        ├── 脑卒中 ── 发病表现
    ├── 支气管哮喘──│        │            机上急救要点
    │   发病表现   急性发作 │
    │   机上急救要点 │            诱发因素
                    │        ├── 癫痫 ── 发病表现
                    │        │         机上急救要点
                    │
                    │                  在地面发生机上人员死亡事件
                    │                  机组成员在飞行中死亡
                    └── 机上死亡 ── 旅客在飞行中死亡
                                      在飞行期间对尸体的处理
                                      记录并报告死亡事件
```

项目三 机上常见病症处理

知识讲解

一、下肢深静脉血栓

下肢深静脉血栓形成是指血液在下肢深静脉内不正常凝结引起的静脉回流障碍性疾病,是常见的下肢静脉疾病,多发生于下肢(84%),孤立性小腿和上肢少见(分别占 13%和 16%)。血栓脱落后可形成栓子,进入血液循环,容易在肺动脉形成肺栓塞。

(一)诱发因素

经济舱的座位较狭小,人们长时间静坐不动保持腿部低垂的姿势,同时飞行期间不断吸入重新过滤的干燥空气,腿部血液变得黏稠,容易形成血栓。所以,此现象也称为经济舱综合征或经济舱症候群。

(二)发病表现

如图 3-15 所示,旅客一侧肢体突然肿胀,局部疼痛,站立时症状加重,行走时加剧。

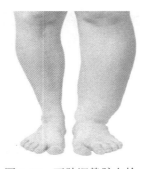

图 3-15 下肢深静脉血栓

在飞行途中,诊断下肢深静脉血栓,主要根据以下几个特征。

1. 患肢肿胀

与健肢对照,患肢有明显的肿胀,这是因为血液回流受阻,造成瘀滞。

2. 胀痛

由于血流受阻,血脉不通,自然会产生痛的感受,而且是严重的胀痛。而且,静脉血栓部位常有压痛。

3. 浅静脉曲张

急性深静脉血栓形成时,往往伴有明显的浅静脉增粗和扩张。它是一种浅静脉的代偿性表现,因为深静脉血液回流不畅,需要通过浅静脉运送部分血液回心脏,所以浅静脉会代偿性地变宽、变粗,这是一种正常表现。

(三)机上急救要点

(1)让患者平卧,抬高患肢,以免血栓脱落,改善血液回流,并可缓解伴有急性腿部肿胀的疼痛。

（2）向患者解释下肢肿胀的原因，缓解其紧张情绪，消除其心理顾虑。

（3）明确诊断后，可让患者口服阿司匹林等抗凝、抗血小板药物。

（4）密切观察患者生命体征，注意病情变化，发现肺栓塞应密切监护。

6小时以上长途飞行的旅客，在乘机飞行中，应至少每小时离开座位一次，经常起身和走动，活动全身，拉伸小腿肌肉；尽可能选择靠近走廊的座位；可以穿上低膝弹力袜。同时，在飞机上要多喝水，以稀释血液，但不要喝酒精饮料，以免脱水。老人长时间乘坐飞机，最好有人陪伴照顾，登机前服用1片25毫克的阿司匹林，以防血液变得黏稠。

民航担当

海南航空《养生放松功法》节目换代升级

为给旅客带来更加舒适的乘机体验，海南航空一直不断努力，锐意创新。2000年，海南航空在航班上推出"经济舱放松操"，指导旅客通过适当的运动缓解经济舱综合征，成为国内首家推出该类节目的航空公司。在旅客的广泛好评声中，海南航空在2005年推出了以瑜伽为特色的瑜伽放松操，在2009年推出了以中医指压为特色的"养生放松功法"。自2013年6月起，海南航空在航班上陆续推出《养生放松功法——拉伸》视频节目，通过简单、柔和的拉伸运动，让旅客在密闭的客舱内放松身心。

《养生放松功法——拉伸》视频节目在背景、人物、动作的设计上都较以往有所不同，背景从密闭的客舱变换成大自然的蓝天绿野，乘务员从客舱走进荧屏进行动作示范和引领；在动作设计上，通过对肌肉和关节的拉伸，解决经济舱旅客在乘坐飞机时产生的肌肉麻木、关节疼痛及血液不畅等问题。养生放松功法是一项简单、柔和的运动，在欧美等地的白领阶层中风靡一时。

二、急性肺栓塞

肺栓塞是肺动脉主干或分支被血液循环中的栓子堵塞后发生的肺循环障碍疾病。

引起肺栓塞最常见的栓子是下肢深静脉血栓（80%～90%）。下肢深静脉血栓形成后破碎，从下肢静脉脱落下来成为栓子，顺着静脉血液回流到心脏。这些栓子并不会止步于心脏，而是被心脏排入肺动脉，形成肺栓塞。栓子的体积比较小，引起肺脏缺血和坏死的区域相对较小，患者无明显异常或只有咳嗽、胸部不适等轻微症状。栓子的体积较大，或者栓子数量很多，就会造成大面积的肺梗死，导致患者出现胸闷、胸痛、气急、咯血、呼吸衰竭等严重症状，甚至因为大块栓子猛然间堵塞人体血液循环的核心主干道而致命。10%～15%的肺栓塞会引发严重的呼吸循环障碍，患者在发病1小时内死亡。

（一）发病表现

1. 突发胸闷、气短、呼吸困难

患者从发病起不能平卧，要端坐才能呼吸。此为部分肺组织梗死后，肺换气不足所致。

2. 胸痛

患者常常不敢深呼吸，不能向患侧躺卧。

3. 低热

发病时体温可能正常,后逐渐升高,多为38~38.5℃,为肺组织缺血坏死所致。

4. 咯血

常为少量咯血,大量咯血少见。

(二)机上急救要点

(1)使患者安静,平卧休息,防止活动,避免静脉血栓脱落。
(2)让患者吸氧。
(3)对胸痛较重、影响呼吸的患者,可让其口服止疼药物,以免剧烈胸痛影响呼吸运动。对于胸痛症状轻,能够耐受的患者,可不作处理。
(4)监测患者生命体征,测量患者血压、体温、呼吸和心率,并做好记录。
(5)如果诊断患者已经发生肺栓塞,就应当尽快联系备降或返航,尽快将患者转运至医院抢救治疗。

知识小贴士

在飞行中如何预防肺栓塞的发生

人在坐着的时候,腿部与座椅接触的区域会受到挤压,这种挤压会使该处的血管被压扁,血流速度变慢。对于患有高血脂或动脉粥样硬化等疾病的旅客来说,血液流经被压扁的血管时,由于流速变慢,血液开始凝固形成血栓,停留在血管内。当人站立起来时,血管恢复原状,血液重新恢复流动速度,血栓就会随着血流流走。如果血栓卡入肺部血管,就可能导致致命的肺栓塞;如果血栓进入脑部,就可能形成致命的脑卒中。在长途航班中,突发这样的疾病非常危险。一旦旅客突发肺栓塞或脑卒中,机上的医疗设施设备不足以确保旅客的生命安全,机组会考虑备降。但是,飞机备降首先要进行空中放油,以符合飞机降落时的重量要求。空中放油并不是大家想象的那样打开油箱盖直接把油倒出去,而是将燃油雾化后才能排出。飞长途航线的飞机携带燃油量很大,放油需要较长时间,这可能延长重症或危重症患者的救援时间。

所以,乘坐长途航班的旅客,一定注意每隔一两个小时起身活动一下,尤其老人、孕妇,或患有一些慢性疾病的旅客,切不可掉以轻心。确保飞行过程中的身体健康才是乘机旅行的重中之重。

三、支气管哮喘急性发作

支气管哮喘是气道的一种慢性、炎性、过敏性疾病,表现为反复发作性喘息、气促、胸闷、咳嗽等症状。多数患者可自行缓解或经治疗后缓解症状。

(一)诱发因素

支气管哮喘急性发作是指喘息、气促、咳嗽、胸闷等症状突然发生,接触过敏原、呼吸道感染、化学物质刺激、缺氧、气压改变等可诱发,如涤纶棉、腈纶、鸭绒或动物毛皮制成的衣服都会引起哮喘，毛毯或地毯有可能也是致病因素。部分哮喘可以在无明显诱因的情况下发生。

(二) 发病表现

哮喘急性发作的程度轻重不一，偶尔在数分钟内就会危及生命，故应对病情做出正确评估，以便给予及时有效的紧急处理。

通常可根据症状表现将哮喘急性发作的严重程度分为轻度、中度、重度和危重 4 种。

1. 轻度

自觉症状较轻，仅步行时感觉气促；体位自由，可以平卧；能连续交谈，仅能听到轻微的哮鸣音；呼吸略感短促，但情绪尚安静，或略有焦虑。

2. 中度

自觉呼吸急促、困难，尤其稍有活动就很明显；喜欢取坐位，交谈时语句短促，可以听到哮鸣音；呼吸急促，有时情绪焦虑和烦躁，并有多汗现象。

3. 重度

呼吸困难很明显，即使在休息时也感到呼吸短促、增快；坐时取前倾位，只能发出片言只语，可以听到广泛哮鸣音；常有情绪焦虑和烦躁，且大汗淋漓，甚至口唇、指甲发绀。

4. 危重

出现嗜睡，甚至意识模糊。

(三) 机上急救要点

哮喘处理的目的在于尽快缓解症状、解除气流受限和改善低氧血症。

(1) 脱离过敏原。部分患者若能找到引起哮喘发作的过敏原或其他非特异性刺激因素，应立即使患者脱离过敏原。

(2) 协助患者取坐位或半卧位，最好是坐起来、身体微向前倾，这样可以呼吸到大量的新鲜空气。

(3) 保持环境安静，避免围观，减轻心理压力，消除恐惧心理和焦虑情绪。

(4) 尽快吸氧，2～4 升/分。吸入湿化氧气，以改善缺氧状况，使痰液变稀薄。

(5) 引导患者进行腹式呼吸：将右手放在腹部肚脐，将左手放在胸部，吸气时，最大限度向外扩张腹部，胸部保持不动；呼气时，最大限度向内收缩腹部，胸部保持不动。

(6) 询问病史，了解患者是否自带药。如患者自备气雾剂，则起效较快。按压气雾器阀门 2 次吸入，患者往往在吸入后 2～5 分钟内即可有平喘效果。手控和吸入同步进行。

(7) 患者有大量痰液，让其主动用力咳出，或轻轻拍背以帮助其咳出痰液。

如图 3-16 所示，具体有效的拍背排痰方法为：两手手指并拢，手背隆起使手指关节微屈，呈 120°，用指腹和大小鱼际叩击，利用腕关节用力，从下至上、从两侧到中央拍击患者背部。

(8) 对久久不能缓解，又不可能及时送往医院的患者，可用拇指或食指压迫刺激其天突穴（胸骨上窝处）、膻中穴（两乳头连线中点），或在患者背部脊柱两侧二横指处，由上而下推拿压迫刺激，能使症状减轻。天突穴与膻中穴位置如图 3-17 所示。

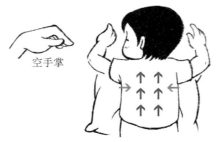

图 3-16 拍背排痰

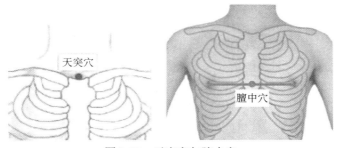

图 3-17 天突穴与膻中穴

（9）如果患者经处理后未缓解，或症状持续加重，在休息时仍有严重的喘息和呼吸困难，就应考虑让飞机备降，以尽快送患者至医疗机构进一步抢救。

（10）如果患者出现呼吸停止现象，就应立即进行人工呼吸。

四、冠心病

心脏是人体发动机，心脏动脉（冠状动脉）就是给发动机持续提供血液的管道，如图 3-18 所示。当冠状动脉发生粥样硬化导致血管狭窄、闭塞，造成心肌供血不足时就可能产生冠心病。冠心病分为隐匿型、心绞痛型、心肌梗死型、缺血性心肌病型和猝死型。冠心病的发生是多种危险因素共同作用的结果，主要因素有高血压、糖尿病、高胆固醇、吸烟、高龄和遗传因素。

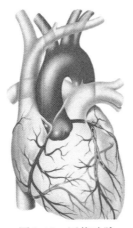

图 3-18 冠状动脉

（一）诱发因素

（1）旅途过于劳累，如出行需照顾小孩、提较重的行李等，休息不好。
（2）客舱密闭环境、空调温度过低、寒冷刺激、气压改变等。
（3）在旅途中情绪激动、饱食、受寒、遭遇阴雨天气等。
（4）身体本身问题：冠状动脉粥样硬化、主动脉瓣狭窄或关闭不全、心肌炎、冠状动脉畸形。

（二）发病表现

1. 心绞痛发病症状

心绞痛是一种由于冠状动脉供血不足，心肌急剧地暂时缺血缺氧引起的以发作性胸痛或胸部不适为主要表现的临床综合征。

（1）发作时，患者往往不自觉地停止原来的活动，蜷缩背部，手捂胸口。
（2）患者自诉心前区或胸骨后有紧闷感和压榨感，似乎有石头压在胸口，但没有具体的痛点，每次疼痛持续约数分钟（一般不超过 15 分钟）。
（3）疼痛可放射至颈部、后背、左肩臂，可达无名指、小指，如图 3-19 所示。

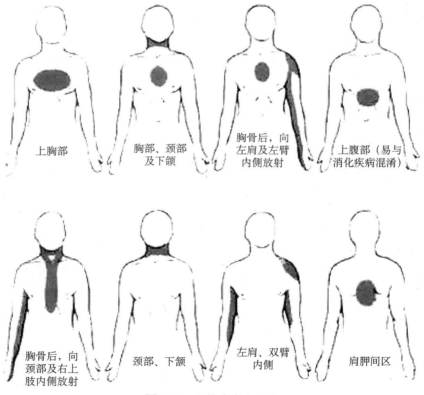

图 3-19　心绞痛疼痛区域

（4）一般开始症状较轻，随后变得难以忍受；疼痛剧烈时，患者大汗淋漓，脸色青紫，情绪紧张，表现出焦虑面容。

2. 急性心肌梗死发病症状

急性心肌梗死是由于冠状动脉突然堵塞造成急性心肌缺血，导致心肌坏死。它是冠心病中最严重的一种类型，可引起心功能急剧下降、心律失常，甚至猝死。

（1）心前区或胸后骨有剧烈的压榨样疼痛，疼痛可向上肢、颈背部及上腹部放射，往往持续30分钟以上。

（2）患者可伴有心悸、胸闷、呼吸困难等症状，有的患者还会出现恶心、呕吐、晕厥、黑蒙等症状。

（3）患者有濒死的恐惧感，常伴有面色苍白、烦躁不安、脉搏细速、全身出冷汗等症状。

（4）患者休息、含服硝酸甘油或麝香保心丸后症状不能缓解。

（三）机上急救要点

（1）让患者立即停止一切活动，原地休息，帮助患者松开紧身衣物，安排相邻旅客到其他位置。

（2）安慰患者，消除其紧张情绪，询问病史，了解是否自带药。

（3）通过广播寻找医务人员，报告机长。

（4）如果患者无自带药，就用现成专用药物帮助患者，可让患者舌下含服硝酸甘油片或麝香保心丸。但是，此类药物均为处方药，在使用时必须在医生指导下进行，如果患者坚持使用，就要求患者在"应急医疗设备和药品使用知情同意书"中签名确认。

（5）尽快让患者吸氧，氧流量为2～4升/分钟。

（6）观察患者重要体征（迅速发现症状是让患者获得生存机会的重要因素，因为急性心肌梗死可能导致心脏停止跳动）。

（7）在不过热的情况下保暖。

（8）胸闷、胸痛持续不能缓解，伴有全身出汗者，应警惕为急性心肌梗死；发现患者心脏骤停，应立即启动心肺复苏抢救程序。

（9）如果经处理后患者症状未缓解，或症状持续加重，在休息时仍有严重的喘息和呼吸困难，就应考虑飞机备降以尽快将患者送至医疗机构进一步抢救。

民航担当

首都航空紧急备降太原，为救治心脏病旅客抢时间

2023年1月30日，首都航空从石家庄至海口的JD5892航班于20点46分正常起飞。飞机起飞后约10分钟，乘务长郝宏翠进行客舱安全广播时，呼唤铃突然紧急响起。乘务员立即前去询问，有旅客表示身体不适，需要救助。接到乘务员通报，乘务长郝宏翠立即前往了解情况。发病旅客脸色发白，自述胸部疼痛、胸闷气短。乘务长郝宏翠询问发病旅客有无病史、是否饮酒，发病旅客及其同行人员答复发病旅客曾有过因心脏疼痛晕倒的情况，刚才已自行服药，并没有明显好转。而且，发病旅客在上飞机前饮用了白酒。

根据专业判断，乘务长郝宏翠立即启动客舱旅客急救程序，让发病旅客在客舱通道处平躺，安排乘务员协助发病旅客同行人员按程序对其进行救护，通过广播寻找医务人员，同时将情况上报机长。

通过广播寻找医务人员未果，此时发病旅客病情有所缓解，乘务长郝宏翠将其移至后服务间宽敞处，让其平躺。发病旅客表示依然呼吸困难，乘务长郝宏翠让其使用氧气瓶吸氧，并悉心陪护。21点27分，发病旅客吸氧完毕，疼痛症状无明显好转。乘务长郝宏翠立即报告机长。本着"生命至上，旅客至上"的原则，机组果断决策，紧急备降太原，并通知太原地面急救。

21点55分，首都航空JD5892航班平稳降落在太原武宿机场，等待的地面医务人员立即上飞机进行医疗救助，随后用担架将发病旅客移至机场救护车，送往医院进行下一步治疗。春运旅途，备降给同机旅客的行程造成了延误。为保障同机旅客权益，机组紧密配合，以最快的速度完成各项航班过站准备，航班再次顺利起飞，前往目的地海口。机上旅客纷纷对首都航空的决策表示理解和赞扬。由于救治及时，发病旅客最终平安脱险。

五、高血压危象

高血压危象是指高血压患者在短期内血压明显升高（通常血压＞180/120毫米汞柱），并出现头痛、烦躁、心悸、多汗、恶心、呕吐、面色苍白或潮红、视物模糊等征象。

（一）诱发因素

高血压是一种常见病和慢性病，尤其多发于老年人、工作生活节奏快的人群。

1. 外部因素

飞机不同于其他交通工具，其特有的交通特点对旅客的血液循环、血压产生影响。飞机的快速升空、降落，以及空中气流波动、飞机颠簸都会导致人体交感神经兴奋、血压波动；同时，飞机所处的海拔高度、客舱内低气压、低氧浓度、较窄的活动空间等因素，都会使人体产生不适感，进而影响血压。

2. 内部因素

内部因素在诱发高血压危象中有着较大的影响。高血压患者多为老年人，他们身体机能减退、对环境变化的适应能力下降，部分人又担心安全，因此飞行时，容易焦虑、休息差、甚至晕机、呕吐，从而诱发高血压危象。

（二）发病表现

（1）患者血压突然升高，舒张压往往超过130毫米汞柱，甚至更高。患者可能头晕、头痛、恶心、呕吐、视线模糊，甚至抽搐或昏迷。

（2）患者出现半身感觉障碍，一侧肢体活动失灵，一侧面部、唇、舌麻木，失语，流口水，说话困难，视物不清，喝水呛咳。

（3）患者出现阵发性腹部绞痛。

（4）患者可能有烦躁不安、口干、多汗、心悸、气短、手足震颤、尿频等现象。

（三）机上急救要点

（1）即刻测量血压并确定血压的准确性（测量两侧上臂血压，双上臂血压明显不同应警惕有主动脉夹层的可能性）。

（2）评估患者意识状态，有无癫痫发作或意识改变等。

（3）询问患者病史，安抚患者，使其保持镇静；了解是否自带药。

（4）将患者调至比较宽敞的座位，将座椅头部抬高30°。

（5）通过广播寻找医务人员，报告机长。

（6）在必要时可让患者口服硝酸甘油或镇静药物。

（7）让患者吸氧。

（8）严密观察治疗效果并监测患者病情发展。至少10分钟测量一次血压，评估即刻血压及下降幅度。如果患者服药后血压未下降、症状无明显好转，甚至出现剧烈头痛、呕吐、胸痛、气促、大量咳痰等症状，就需要启动紧急下机流程，将其送至地面治疗。

（9）民航乘务员专人负责，及时准确记录整个评估、治疗过程和效果。

民航担当

为救援生命，河北航空航班又一次紧急备降

2022年1月2日下午，河北航空机组执行NS3285航班的飞机由石家庄飞往海口。15点30分许，刚刚起飞45分钟后，乘务员在餐饮服务过程中，发现一名旅客面色苍白，双眼紧闭，满头大汗，意识模糊，无法正常回答问话，情况比较危急。

有着丰富经验的乘务长立即帮助旅客调节通风，放低座椅靠背，对旅客进行紧急救助。乘务长从同行旅客反映的情况中得知，该旅客在登机前未有身体不适的情况，登机后也尚未使用餐食，不过其有高血压及心脏病史，曾经做过心脏支架手术，随身携带速效救心丸。于是，在同行旅客的协助下，乘务员为旅客服用速效救心丸，并为其提供吸氧服务。

机长收到通知后，立即通过广播寻找有相关医疗经验的人员，并迅速报告河北航空石家庄基地运行指挥中心，申请航班备降。

乘务长始终守护在发病旅客身边，用湿毛巾为其擦拭额头的汗珠，用语言安抚旅客，帮助其保持心情平静。同时，为全方位监测发病旅客的身体状况，乘务长使用机上应急医疗设备，为其测量血压和脉搏。

16点23分，在河北航空运行指挥中心的高效指挥协调下，在民航空管和武汉机场相关单位的全力协助下，NS3285航班成功降落在武汉机场。在舱门开启后，早已等候的机场医务人员迅速登机，护送发病旅客到专业的医院进行救治。

发病旅客在武汉当地医院得到了及时、专业的救治，当日脱离生命危险。发病旅客家属致电河北航空，对危急时刻全体机组人员的真情服务，以及公司航班紧急备降表示深深的感谢，同时祝福河北航空在2022年继续安全平稳、一路高飞。

六、主动脉夹层

主动脉是人体内运输血液的最重要的管道，直径可达3～4厘米。这根管道的管壁类似"三夹板"，由内而外分别是内膜、中膜和外膜。在正常情况下，这三层膜紧密结合在一起。但当血压过高、受到外伤及自身病变时，主动脉内膜会破裂，这样高速高压的血流就会从破损处冲入主动脉管壁，并像锋利的劈刀一样将"三夹板"从中间劈开，造成主动脉中层分离，形成夹层。主动脉夹层的外层管壁一旦完全破裂，患者就会在几分钟内死亡，所以主动

脉夹层是最凶险的重症之一。主动脉夹层如图 3-20 所示。

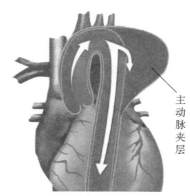

图 3-20　主动脉夹层

（一）发病表现

主动脉从胸部到背部，再到腰部、腹部，紧贴脊柱。所以，患者的疼痛会从胸部延续至背部、腰部和腹部，呈撕裂样或刀割样剧痛，伴有濒死感和全身冷汗。

主动脉夹层多与高血压关系密切。主动脉夹层发病时的典型症状是剧烈胸痛。由于人们对心肌梗死的认识较多，往往会首先想到急性心肌梗死，而急性心肌梗死与主动脉夹层是两类治疗方案完全不同的疾病，所以，如何正确区分是明确诊断的关键。急性心肌梗死与主动脉夹层的区别如表 3-4 所示。

表 3-4　急性心肌梗死与主动脉夹层的区别

项目	急性心肌梗死	主动脉夹层
疼痛位置	主要在前胸	主要在胸部和背部
疼痛感觉	闷痛	撕裂样或刀割样剧痛
疼痛时间	持久而剧烈，且呈现逐渐递增的态势	疼痛一出现就达到顶峰
血压情况	通常伴有高血压，但在发病时血压降低	发病时血压一般不降反升，除非血管彻底破裂出血
既往病史	既往有心绞痛史	无

（二）机上急救要点

（1）必须迅速控制血压。

（2）必要时可口服硝酸甘油或镇静药物。

（3）尽快联系备降或返航，通知最近的大型医院做好接诊和手术准备。告知家属患者病情，使家属了解此病随时危及生命，以便于在转运和接诊过程中得到家属和其他旅客的积极配合。

（4）让患者吸氧，并密切观察患者的生命体征。

（5）让患者绝对平卧，使患者安静，尽量避免不必要的搬动。

七、脑卒中

脑卒中又称为中风，是由于脑局部血液循环障碍导致的神经功能缺损综合征，是引起中老年死亡的主要原因之一。

（一）诱发因素

（1）情绪激动和过度疲劳可使血压升高，血液黏稠度改变，由此造成血管薄弱处的破裂或损伤以致引发脑出血或血栓形成。
（2）寒冷或炎热等外部环境刺激使血液黏稠度改变，血管收缩，易发生脑卒中。
（3）血压升高（高血压）可导致脑卒中。
（4）先天性疾病，如脑血管畸形、动脉瘤、血液病等。

（二）发病表现

（1）突发一侧面部或上下肢麻木，严重者可伴有肢体乏力、步态不稳和摔倒。
（2）常有一侧肢体偏瘫，伴有吐字不清或不能言语。
（3）意识障碍，轻者烦躁不安、意识模糊，重者可呈昏迷状态。
（4）头痛和呕吐多发生在出血性脑卒中患者中，头痛剧烈程度与病情及疾病种类有关，蛛网膜下腔出血导致的头痛最为剧烈，常伴有喷射性呕吐。

（三）机上急救要点

（1）让患者去枕平卧，帮助患者松开紧身衣物。对于昏迷患者，应将其头偏向一侧，以保持呼吸道通畅，以防呕吐物误吸造成窒息。
（2）对摔倒在地的患者，应就地平躺或将其移到宽敞的地面或放平的座位上。移动时，最好三人搬运。一人托住头部和肩部，一人抱住背部和臀部，一人抱住下肢，使头与身体保持水平位。同时，检查有无外伤。
（3）通过广播寻找医务人员，汇报机长。
（4）尽快让患者吸氧。若患者意识不清，则禁止喂食、喂水。
（5）密切观察患者生命体征变化。如果病灶累及呼吸中枢，患者就会出现呼吸不规则的症状。如果患者呼吸、心跳停止，就应立即对其进行心肺复苏。

民航担当

南航珠海公司及时发现并救助中风老人

"赵妹妹，你是我母亲的救命恩人，非常感谢！"这是南航珠海公司乘务长赵萍收到被其劝阻而终止行程的旅客杨女士发来的微信。

在珠海游玩多日的杨女士与其83岁高龄的母亲准备乘坐CZ3737航班返回家乡长春。8点30分左右，杨女士搀扶母亲登上了飞机。细心的乘务员发现老人行动比较迟缓，而且两人分坐在距离较远的位置，于是就将她们的座位调换到一起，以方便照顾。在交谈中，乘务员得知，老人早上起床突然感觉右边手脚有点麻木，所以行动有点不便。"母亲有高血压，可能是这几天游玩累的。"杨女士说。

"密闭窄小的客舱对眼前的老人极其不利。"警惕的乘务员立即将老人的情况报告给乘务长赵萍。经过进一步了解，赵萍初步判断老人的症状极有可能是中风初期征兆，建议杨女士终止行程，并尽快带其母亲前往就近医院检查，避免错过最佳的治疗时间。为进一步说服杨女士，赵萍拨通了自己一位医生朋友的电话，医生在听取症状后告诉杨女士："老人的症状是中风前兆，必须立即送医院救治！如果拖延了治疗时间，后果就不堪设想。"听到医生的回答，杨女士急得哭了起来："怎么办？我在这里人生地不熟。"赵萍说："大姐，别急，我们帮您叫救护车，送老人去最近的医院救治。这个航班要先经停郑州，到达长春全程要6个多小时，阿姨目前的情况绝对不适合乘机。"在赵萍的劝说下，杨女士同意终止行程，乘务组随后通知机长联系救护车和地面服务人员，协助她们办理终止行程并送往医院。

9点10分左右，老人病情已发展到不能自行行走，不得不坐轮椅下机。老人随后被送往离机场最近的金湾中心医院，之后又因病情严重马上被紧急送往位于市区的中山大学第五医院。"空姐的处置非常正确，幸亏送来及时，否则你母亲会有生命危险。"中山大学第五医院的医生说。经医院诊断，杨女士突患脑卒中，需立即住院治疗。

虽然杨女士母女终止了行程，但赵萍和乘务组的姑娘们一直记挂着她们。在航班落地郑州后，赵萍立即联系地面服务人员要了杨女士电话，询问其母亲的情况。在航班降落长春后，赵萍再次拨通了杨女士的电话。通话后，杨女士主动添加了赵萍的微信，一再向其表示感谢。

八、癫痫

癫痫在各年龄段人群中均可能发生，民间也叫"抽风"或"羊角风"。

（一）诱发因素

癫痫不是一种单一疾病，而是由很多复杂病因引起的一组临床症状。癫痫常见的病因有脑外伤、脑卒中（脑出血或脑梗死）、脑肿瘤、中毒等，这些病因均可能对正常脑皮质造成损害，引发异常放电。但是，仍有很多癫痫并无明确的病因，可能与遗传、发育等因素有关。

值得注意的是，有上述病因，并非意味着一定会发生癫痫。癫痫的发生常有一些诱发因素，如过量饮酒、情绪激动、光刺激（灯光忽明忽灭）、倒时差、缺氧等。这些诱发因素使脑皮质组织的兴奋性增加，从而增加癫痫发生的风险。

（二）发病表现

典型的癫痫发作有"突发突止"的特征。癫痫可分为全面性发作和部分性发作。
癫痫全面性发作具体表现如下。
（1）患者突然发出似羊叫的尖叫声。
（2）患者意识丧失，肌肉僵硬，随后全身抽动，处于立位时常常会摔倒在地。
（3）患者面色青紫，瞳孔散大，口吐白沫或流口水。
（4）通常持续数分钟。
（5）发作期间，患者可能停止呼吸，咬自己的舌头，大小便失禁。

癫痫全面性发作后，患者的意识逐渐恢复，可表现为疲惫、虚弱、头痛，对发作期间发生的事情无法回忆。此阶段可以持续较长时间，最长可达数小时。

项目三 机上常见病症处理

癫痫部分性发作常见于手、脚、面部抽搐，有时扩散到一侧肢体，或合并头部或上身痉挛性地转向一侧。此时患者通常是清醒的，若部分性发作转为全面性发作，患者意识随即丧失。

另外，还有不同原因引起的癫痫小发作，因表现形式各异而易被忽视，民航乘务员应特别引起注意和重视。对怀疑有此病者，应全程关注，严防旅客在空中突然失能现象的发生。

（三）机上急救要点

在绝大多数情况下，癫痫发作持续几分钟后，即自行停止，所以一般无须紧急药物治疗，可根据以下几点对症处理。

（1）发作时，应立即将患者平卧，头部偏侧（使唾液和呕吐物尽量流出口外，防止误吸），取出假牙。

（2）应立即给患者取下眼镜等，松开安全带、衣领、裤袋等，在头部、四肢周边放置柔软物如枕头，以防止皮肤擦伤。

（3）患者抽搐时，不能强行打开气道及撬开其口，不要限制其痉挛。可将手帕或纱布卷成条状，趁抽搐间歇期塞入上下牙之间，防止患者咬伤舌头。

（4）患者抽搐时，不要用力按压其肢体，以免造成骨折或扭伤。

（5）在抽搐结束之后，检查患者生命体征。

（6）让患者保持休息，如果有需要，就让其吸氧。

（7）提供安静环境，使患者不受困扰。

（8）小儿惊厥类癫痫发作，以高热引起的多见，这时应尽快把患者体温降下来，以免再次发生惊厥。

（9）及时通过广播寻求医务人员的帮助，并报告机长。

注意：不要搬动患者。同时，检查患者身上有无疾病标识牌，如有应按照标识牌上的内容处理，也可以询问其陪伴人员有关情况。待患者清醒后询问情况，如患者带药，就帮其服药。癫痫症状往往是随着时间的推移而逐渐减弱的，如果症状持续15分钟以上，就应立即请求备降，将患者送往医院。

民航担当

机上旅客突发癫痫，南航急救转危为安

南航CZ6509航班（沈阳—上海浦东）在起飞前遭遇突发情况。一名男性旅客在座位上突发癫痫，自己咬舌并开始吐血，南航上海分公司客舱部乘务组紧急施救，最终使其转危为安。

据南航上海客舱部乘务员回忆，当晚19点35分左右，已入座的一名女性旅客突然在客舱中大声呼喊："谁来救救我们！"乘务员林鸣赶紧过去查看情况，发现一名男性旅客在座位上正严重抽搐并开始吐血。呼救的女性旅客是患者的爱人，称丈夫有癫痫病史，请乘务员帮忙打开他的嘴，防止咬舌，危及生命安全。林鸣见状立刻解开患者的安全带，抬起座椅扶手，移走周围尖锐物品，尝试帮助旅客张大嘴巴。

航班乘务长刘中阳、安全员苑振博闻讯赶来，大家及时通知机场，并通过广播寻找医务

人员。在等待医务人员期间，三人合力帮助患者张大嘴巴，先往患者嘴里塞干净的小毛巾，再找来长柄钥匙充当"压舌板"撑住，防止患者因继续咬舌头而失血过多。其他乘务员拿来毛毯做成靠垫护住患者身体，防止患者在癫痫发作过程中挣扎受伤。整个机组的乘务员不断安抚患者，帮助他缓解情绪，慢慢恢复通畅呼吸。时间一分一秒过去，患者意识尚未清醒，大家又拿冷毛巾在患者的头部冷敷，帮助患者恢复意识。

乘务长刘中阳向同行旅客询问患者基本情况，并尝试询问患者是否需要吸氧。不久患者表示感觉好转，基本恢复意识，暂不需要吸氧。刘中阳仍安排林鸣留在患者身边继续观察，随时提供患者所需的帮助。很快，机场医务人员到来，为患者测量血压、血氧饱和度和心率，做了简单的医护处理，最终由医务人员安排患者前往医院就医。

该航班因为突发事件比计划时间晚了19分钟起飞，但乘坐该航班的旅客都表示十分理解，也对南航乘务组的紧急施救手段连连称赞。乘务长刘中阳在执行完航班任务后，拨通了预留的患者家属电话，确认患者已度过危险期，身体已无大碍。

"谢谢你们，我正想联系你们，谢谢你们在关键时刻救了我丈夫！"患者家属对南航及时救护的行为表达了感谢。

九、机上死亡

患者呼吸、心跳停止后，经心肺复苏和使用自动体外除颤仪抢救无果，进入生物学死亡阶段（脑死亡）。

注意：机组没有资格正式宣布乘客的健康状况。

（一）在地面发生机上人员死亡事件

若飞机在地面时发生机上人员死亡事件，则立即报告机场签派，请求医疗机构派人员上飞机处理。主任乘务长或乘务长填写机上事件报告单，请机场地面医务人员签字，交乘务部。乘务员应隔离死亡人员，安抚其他旅客。在将尸体搬下飞机后，地面人员对客舱消毒。

（二）机组成员在飞行中死亡

若机组成员在飞机飞行中死亡，飞行人员应通知调度中心及目的地机场，乘务组与飞行组合作将死亡人员隔离。主任乘务长或乘务长填写机上事件报告单，请机长签字。

（三）旅客在飞行中死亡

1. 有医生或训练过的医疗专家（护士）在场

请他们帮助诊断旅客情况。若确认旅客已死亡，主任乘务长或乘务长填写机上事件报告单，并由医生、机长、主任乘务长或乘务长分别签字。报告机长，由机长通知空管人员机上发生旅客死亡事件，提供死者姓名、国籍、出生地、离港地点、目的地、是否有同行人员等情况。在这种情况下，没有必要改变航程。乘务员应尽力帮助死者的亲友，在医生帮助下隔离好尸体。

2. 没有医生或训练过的医疗专家（护士）在场

乘务员应及时报告机长，由机长通知到达站地面做好急重病人抢救准备。乘务员按照机长指令行事,记录死者姓名、国籍、死亡时间、机上救护等情况。主任乘务长或乘务长填写机上事件报告单,并请机长签字。乘务员尽力帮助死者亲友,隔离尸体。

3. 飞机到达目的地

主任乘务长或乘务长协助机长向机场当局、警察或医务人员详细介绍情况,帮助处理善后问题;要求地面人员对飞机客舱消毒。

(四)在飞行期间对尸体的处理

(1)保护现场,用安全带把死者固定好。
(2)合上死者眼睛,用毛毯覆盖其身体至颈部。
(3)调整周围旅客的座位。
(4)飞机满员,没有空座,按医生指示或机组自行决定把死者放于其他位置,但不能阻挡过道和紧急出口。

(五)记录并报告死亡事件

在航班上有旅客因伤病经抢救无效死亡时,乘务长必须在事发24小时内向客舱部业务主管部门递交书面报告。该报告必须包括以下信息:机组成员姓名及航班号和机号;死亡旅客的座位号、姓名、性别、大概年龄和住址;明显死亡的大概时间;至少三位目击者的姓名、住址、电话号码和陈述;如果有医生在场,就记录处置此事件的医生姓名和住址。

工作任务

掌握机上常见急危重症的处理。

任务准备

以乘务组为单位,收集关于常见急危重症的新闻和案例,编写机上旅客发病的模拟剧本,做到每位乘务员对各个角色的职责都非常清晰。

任务实施

乘务组现场抽签决定人员分工,对工作任务进行讨论,并开始情景模拟。

任务评价

主要从学习态度、各组情景模拟作品质量、各小组成员沟通协作能力、参与讨论主动性、急危重症判断能力、处置措施等几个方面进行评价,详细内容见表3-5。

表 3-5　机上旅客常见重症的应急处置工作任务评价表

班　级			姓　名		
评价项目	评定标准			分值	得分
学习态度	学习态度认真，积极主动，方法多样			10	
职业素养	仪表整洁，职业着装规范得体，妆容符合职业要求，处理问题灵活有效，有良好的职业习惯			10	
协调能力	与小组成员、同学之间能够合作交流，协调工作			10	
项目讨论	参与项目讨论主动积极			20	
急症处置	能够口述该重症的典型临床症状，能够采取正确的处置措施			30	
作品质量	情景表演完整，能够展示机上旅客突发重症的处置流程			10	
思政素养	能够深刻领会"真情服务"理念，努力践行"人民航空为人民"的宗旨，关心旅客，爱护旅客			10	
	合计			100	
综合评价	自评（20%）	小组互评（30%）	教师评价（50%）	综合得分	

随堂检测

扫码答题

任务五　机上流产与分娩处理

知识目标

1. 了解流产与分娩的基本知识。
2. 熟悉流产与分娩的急救要点。

技能目标

面对机上发生的流产和分娩的情况，能够正确进行应急处理。

素质目标

进一步加强团队协作能力，具有沉着冷静和勇敢面对的精神。

项目三 机上常见病症处理

> **任务导入**

2016年10月5日，厦门航空MF8387航班于19点24分从福州起飞。在飞机起飞后不久，一位女旅客在起身拿行李时发现自己身上见红，向乘务员求助。乘务员立刻通知机长，机长了解情况后，为保障旅客人身安全，迅速做出决定：立即返航。

【思考】旅客在飞行中马上要分娩，如果无医务人员，那么民航乘务员应如何处理？

> **知识导图**

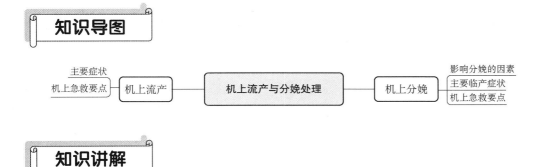

> **知识讲解**

一、机上流产

流产是指妊娠始于28周前、在胎儿体重小于1000克时终止。流产发生于怀孕12周前的，称为早期流产，发生于12周后的，称为晚期流产。流产又分为自然流产和人工流产。在飞行中发生的流产多为早期自然流产。流产是妇产科常见疾病，如果处理不当或处理不及时，就可能使产妇遗留生殖器官炎症，或因大出血而危害健康，甚至威胁生命。

（一）主要症状

流产的主要症状为阵发性下腹疼痛、痉挛，阴道出血，同时伴有或不伴有血凝块妊娠产物的排出，头晕或晕厥。

（二）机上急救要点

（1）询问孕妇病史，例如，有无停经史，早孕反应有无腹痛，阴道出血量及持续时间，有无妊娠产物排出等。

（2）调换座位，把孕妇调整到出口附近，以便在飞机着陆后医务人员进行处置；同时调整其他相邻旅客的座位，尽量用帘子将孕妇与其他旅客隔开。

（3）让孕妇躺在铺有塑料布的垫子上，将其下肢垫高，并注意为其保暖。

（4）对孕妇进行必要的安慰和鼓励，以减轻孕妇的紧张、焦虑情绪。

（5）准备大量的热水和经过消毒的、吸水性好的垫布或脱脂棉、卫生纸。

（6）检查孕妇脉搏及呼吸等生命体征，以确定其是否有休克体征。

（7）胎儿及其他妊娠产物必须收集并保存在塑料容器里，以备医生或助产士检查、防止部分妊娠产物未及时排出而导致大出血。

（8）通过广播寻找医务人员，报告机长通知地面医疗部门做好应急准备工作。

(9) 在飞机着陆后，与前来接诊的医务人员做好交接。

二、机上分娩

分娩是指胎儿脱离母体成为独立个体的过程。分娩过程比较复杂，需要在具备专业人员和相关设施的条件下进行。但是，在飞机飞行过程中，旅客分娩的情况偶尔发生，因此民航乘务员应熟悉分娩的基本知识和技能。

妊娠满28周以上的胎儿及其附属物，从临产发作至从母体全部娩出的过程，称分娩。在临床上，将妊娠28～37周的分娩称为"早产"，将妊娠37～40周的分娩称为"足月产"，将42周以上的分娩称为"过期产"。

（一）影响分娩的因素

1. 产力

将胎儿及其附属物从子宫内逼出的力量称为"产力"。

2. 产道

产道是胎儿娩出的通道，分为骨产道与软产道。

3. 胎儿

胎儿的大小、胎位，以及有无畸形。

另外，精神因素也是分娩顺利与否的影响因素。

（二）主要临产症状

（1）孕妇下背部疼痛，疼痛逐渐加剧并转移至下腹部。
（2）孕妇腹部痉挛般的阵痛以10～20分钟的间隔发作一次，每次可持续30秒～1分钟。腹痛频繁，且逐渐加剧。
（3）见红。孕妇下体可能有黏液、血排出（不是流血），通常出血量较少，只有暗红色的血迹。
（4）羊水可能先破裂，造成突然喷流或缓慢地流出。

注意：如果阵痛的频率大于10分钟，就有足够的时间让飞机着陆。如果阵痛频率是2～3分钟，就必须为孕妇分娩做准备。

（三）机上急救要点

在大多数情况下，分娩是一种自然现象，而不是应急事件。在现实中，大多数婴儿是自然降生的，不需要任何干预。所以，对于飞机上发生的孕妇意外生产，乘务员的主要作用是帮助孕妇自然分娩，做好接产的准备工作，同时报告机长，并通过广播寻找医务人员。

1. 分娩前的处置
（1）产妇的准备。
把产妇的座位调换到飞机舱门附近，这样在飞机着陆之后便于医务人员进入。同时，将相邻座位的旅客调到其他座位，腾出较大的空间，用帘子将产妇与其他旅客隔开，让环境尽可能舒适。给产妇一些高能量食物或饮料，使其有足够的能量。先铺上一张干净塑料布，让产妇仰天躺下，双腿分开，双膝弯曲，褪去下身衣物。使用一个或两个枕头垫高产妇的头部和肩部，在其臀部底下垫上折叠的毛毯，垫高臀部，使分娩容易一些。将干净、吸水的纸巾垫在产妇臀部周围，在上半身盖毛毯保暖，并安慰产妇。不允许产妇使用洗手间，准备便盆，让产妇排尿。

需要获得以下信息，以便让机长通知地面：产妇的姓名及年龄、家庭住址、联系方式，胎次、预产期，分娩疼痛持续的时间及频率，羊水是否已经流出。

（2）接生用品的准备。

几壶烧开的热水；两三个干净的盆；25厘米长的绳子3根；清洁袋、卫生巾；干净的毛毯、内衣裤、报纸、枕头。

急救药箱，内有消毒手套、消毒纱布、剪刀。

应急医疗箱中的脐带夹。

将剪刀和绳子在水中煮沸，消毒。

（3）空中乘务员的准备。

确定参加助产的乘务员。凡是患感冒或手与其他部位感染者均不得参加助产。

剪去过长的指甲，并用肥皂彻底清洗手和前臂。

将洗净的手在空气中晾干（或戴上消毒手套）；将双手洗干净后，不要再触摸未经消毒的东西，以便接触产道和婴儿。

（4）接婴儿的准备。

毯子1条，用来包裹婴儿。

消毒纱布1块，用来敷包打结剪断的脐带残端。

2. 分娩的处置

分娩分为以下3个阶段。

（1）第一产程。

第一产程又称宫口扩张期，是指从开始出现间歇5～6分钟的规律宫缩，到宫颈口完全扩张至10厘米的过程。这一过程，初产妇需要11～12小时，经产妇需要6～8小时。

①产妇表现：

● 腰部和腹部出现有规律的疼痛，预示生产的开始，紧接着腹部出现痉挛式疼痛，且频率逐渐加快，强度逐渐增强。

● 阴道出血，有时可能仅有几滴，说明胎膜已破，需立即进行处置。

②处置要点：

● 先铺上塑料布，再垫上毛巾或毛毯，帮助产妇屈膝仰卧在上面并将其两腿分开。

● 用一个或两个枕头垫高产妇的头部和肩部，在产妇的臀部下面垫上折叠的毛毯，这样的体位便于产妇分娩。

● 在产妇产道开口的下方另外放置一条毛巾或毛毯，在其双腿和腹部也各放置一条毛巾或毛毯。

● 将双手消毒后，对产妇的会阴部进行消毒，可先用肥皂和温开水洗干净其会阴部，再用皮肤消毒液（在急救箱和应急医疗箱内）为其消毒。

● 维持机舱内安静，并安慰产妇。

（2）第二产程。

第二产程又称胎儿娩出期，是指从宫颈口完全扩张到胎儿娩出的过程。这一过程，初产妇需要 1~2 小时，经产妇需要的时间短得多。

①产妇表现：
- 腹痛的频率加快，每隔 2~3 分钟一次。
- 腹痛的程度加重，且每次疼痛的时间延长，并伴有一种越来越强的胎儿要生下来的感觉。
- 会阴部开始肿胀，在每次宫缩时都可以在阴道内看到胎儿的头皮，预示即将分娩。
- 胎儿的头部接近阴道口，外阴和肛门部位因胎儿头部压迫骨盆底而显得膨出。
- 胎儿的头部随着每次宫缩向前移动，当宫缩消失时，可能又会稍向后滑进少许。

②处置要点：
- 为了避免将胎儿头部弄脏，可用干净纱布将产妇的肛门盖住，并在胎儿头部缩回去之后，将肛门上的脏物擦干净。
- 在两次宫缩之间，告诉产妇停止向下使劲，并张开嘴做深呼吸，等下次宫缩来临时再继续用劲。
- 当胎儿的头出来时，将其稳住，不要让其出来得太快。
- 当胎儿的头转向一侧时，应继续托住，并把其放低，直到肩膀最上部出现在产道口时，再抬高头，使下肩娩出来。
- 当胎儿身体全部娩出后，将新生儿托出产道。
- 将新生儿放在母体两腿之间（因为这时新生儿仍有脐带与母体相连），用纱布将新生儿的口腔清理干净，等待第一声哭啼。如果新生儿没有哭啼或没有呼吸，就可用手轻拍其足底；如果仍无反应，就应立即做心肺复苏。
- 利用脐带夹剪断脐带，用浓度 75% 的酒精或碘伏消毒脐带断端，并用消毒纱布覆盖。
- 用毛毯将新生儿包好，由一人专门照护。

（3）第三产程。

第三产程又称胎盘娩出期，是指从胎儿娩出到胎盘娩出的过程，这一过程约 5~15 分钟，不应超过 30 分钟。

①产妇表现：
- 胎儿娩出后，仍会有宫缩促使胎盘娩出，只是这时的宫缩不会让产妇感到疼痛。

②处置要点：
- 将胎盘和与之相连的胎膜装入塑料袋，以备医生检查。产妇在娩出胎盘时会伴有子宫流血，因此要将产妇身体擦干净，并为其垫上干净的卫生巾。
- 叮嘱产妇休息，在此期间可轻柔地为其按摩子宫顶部，以帮助子宫收缩，减少流血。

3. 注意事项

（1）为产妇提供舒适的环境，持续与产妇接触，在整个分娩过程中和产后为其提供情感上的支持。让产妇尽可能感到舒适和温暖。

（2）控制产后出血。具体操作：产妇娩出胎盘伴随子宫流血，因此需在产妇下身放一块卫生巾；帮助产妇放低双腿，将其合拢，垫高脚部；让产妇轻柔地按摩其子宫顶部，以帮助子宫收缩，减少流血。

（3）在胎儿产出后注意保暖，将母体外阴用干净的布或毛巾覆盖保护。

（4）乘务员记录产妇的各种情况，并及时报告机长。通知地面医疗部门，要求救护车到站接机。

（5）在飞机落地后，将产妇的分娩情况记录单、将母子和胎盘交给机场医务人员。

民航担当

海南航空紧急协助旅客机上顺利分娩

2022年2月14日晚，21点10分，海南航空HU7303航班准点从三亚起飞。在飞机平飞后不久，一名女旅客使用洗手间出来后，神色有些慌张。乘务员黄瑞婷发现后立即上前问询，得知该旅客即将生产，并提出协助需求。

情况紧急，乘务员黄瑞婷立即报告客舱经理和乘务长。乘务长王潇得知情况后果断安排该旅客平躺在后舱连排座位上。客舱经理高璐立即向机长汇报客舱特情，然后通过广播寻找医务人员进行协助："各位旅客，现在飞机上有位旅客即将分娩，如果哪位旅客是医生或护理人员，请马上与乘务员联系，谢谢！"

"我是护士，可以帮忙生产！"一名女旅客从座位上急忙赶往后舱协助。

随后，乘务员利用毛毯遮挡住该区域，紧急搭建起了一个"临时产房"。乘务组迅速组建起"空中紧急助产小组"，协助护士，一边提供毛毯、橡胶手套、急救箱及应急医疗箱等分娩备用工具，一边安抚产妇，缓解她的不适和焦虑。

当日22时21分，在全体机组人员和护士的协助下，产妇顺利诞下一名男婴，母子平安。

听到婴儿清脆悦耳的哭声，客舱内响起了阵阵掌声。旅客纷纷欢呼："生出来了！生出来了！"

"太感动了，第一次在飞机上见证了一位伟大的母亲和一个新生命的诞生！给飞机上的护士小姐姐和海航全体机组人员点赞，平凡而伟大！今天是个好日子！"

"特殊的情人节，在海航飞机上见证生命的诞生！在这种紧急情况下，所有的机组人员、那位白衣天使毫无顾虑地果断伸出援手，为小生命的诞生拼尽全力，这是真正的正能量啊！"

"最让人感动的是这位母亲痛得撕心裂肺，在机组人员、白衣天使的不断努力下，在大家不停的鼓励中顺利生下宝宝，当客舱里响起掌声的那一瞬间才真的懂得了生命的珍贵，恭喜这位伟大的母亲！也祝福这个幸运的宝宝！"旅客们纷纷将这个感人的瞬间记录了下来。

此时，海南航空签派控制中心已提前联系三亚分公司地面保障人员安排救护车第一时间赶往机场待命，参与现场保障。22点23分，航班顺利返航三亚，三亚凤凰国际机场急救中心医护人员及时进入客舱对该母子进行紧急医学处置并护送二人搭乘救护车前往三亚市中心医院。

为做好后续保障工作，海南航空三亚分公司相关领导及工作人员提前到达医院全程陪同协助旅客办理住院手续。旅客刚生产完身体虚弱，身边没有家属及朋友陪同，海南航空现场工作人员担当起家人的职责，尽心尽力提供照顾。

工作任务

掌握机上旅客分娩的应急处置。

任务准备

1. 复习机上旅客分娩应急处置的相关素材、资源。
2. 各组成员分工查找、收集关于机上旅客分娩的相关新闻或案例。
3. 分组准备急救箱、污物桶、剪刀、脐带夹、消毒手套、消毒纱布、毛毯等。

任务实施

按照机上分娩的处置要点,以乘务组为单位,由组长(乘务长)带领组员对人员进行分工,情景模拟并口述机上分娩应急处置措施。

任务评价

任务评价主要从学习态度、各组情景模拟作品质量、各小组成员沟通协作能力、参与讨论主动性,以及对产妇分娩前的准备、分娩的处置、胎盘和脐带的处置、产后护理等几个方面进行评价,详细内容如表3-6所示。

表3-6 机上旅客分娩的应急处置工作任务评价表

班 级		姓 名		
评价项目	评定标准		分值	得分
学习态度	学习态度认真,积极主动,方法多样		5	
职业素养	仪表整洁,职业着装规范、得体,妆容符合职业要求,处理问题灵活、有效,有良好的职业习惯		5	
协调能力	与小组成员、同学之间能够合作交流,协调工作		10	
项目讨论	参与项目讨论主动积极		5	
产妇分娩前的准备	能够沉着应对,将产妇安排在飞机着陆后有利于医务人员处置的位置,能够给予产妇心理安慰		10	
产妇信息的收集	能够准确收集产妇的姓名、年龄、胎次、预产期、羊水是否已破等信息		10	
接生用品的准备	能够准备好急救箱,污物桶、剪刀、脐带夹、消毒手套、消毒纱布、毛毯等接生用品		15	
分娩的处置	能够正确口述胎儿娩出的3个阶段、胎儿娩出时产妇的临床表现、协助胎儿娩出时的注意事项		15	
胎盘和脐带的处置	能够口述胎盘剥离的特征;胎盘剥离后的处置措施正确;新生儿脐带的处置措施正确		15	
产后护理	能够提供产妇产后的细微服务,给予产妇情感上的支持		10	
合计			100	
综合评价	自评(20%)	小组互评(30%)	教师评价(50%)	综合得分

项目三　机上常见病症处理

随堂检测

扫码检测

任务六　机上突发公共卫生事件处理

知识目标

1. 了解常见传染性疾病的病因和症状。
2. 了解食物中毒的症状。

技能目标

能够按照程序熟练地对机上突发公共卫生事件进行处置。

素质目标

深刻领会当代民航精神，以对生命、规章、职责的高度敬畏，织牢公共卫生防护网。

任务导入

2月14日，某航班起飞后不久，一位旅客便自述乏力、喉咙不舒服。
【思考】如果该事件发生在2021年，针对该旅客的症状，乘务员应该如何处置？

知识导图

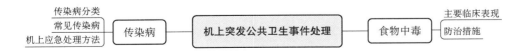

知识讲解

突发公共卫生事件是指突然发生，造成或者可能造成社会公众健康严重损害的重大传染病疫情、群体性不明原因疾病、重大食物和职业中毒，以及其他严重影响公众健康的事件。

一、传染病

传染病是一种能够在人与人、动物与动物之间或人与动物之间相互传播并广泛流行的疾病，已经成为制约人类发展的公共危害。作为民航乘务员，要掌握常见传染病的预防和处置流程，能够处置机上突发公共卫生事件。

（一）传染病分类

根据传染病的危害程度和应采取的监督、监测、管理措施，我国参照国际统一分类标准和国内的实际情况，将全国发病率较高、流行面较大、危害严重的39种急性和慢性传染病列为法定管理的传染病。

根据传播方式、速度及其对人类危害程度的不同，将传染病分为甲、乙、丙三类，实行分类管理。

1. 甲类传染病

甲类传染病也称为强制管理传染病，包括鼠疫、霍乱。在此类传染病发生后，相关部门报告疫情时限，对患病旅客、病原携带者的隔离、治疗方式，以及对疫点、疫区的处理等，均强制执行。

2. 乙类传染病

乙类传染病也称为严格管理传染病，包括新型冠状病毒感染、严重急性呼吸综合征、艾滋病、病毒性肝炎、脊髓灰质炎、人感染高致病性禽流感、麻疹、流行性出血热、狂犬病、新乙型脑炎、登革热、炭疽、细菌性和阿米巴性痢疾、肺结核、伤寒和副伤寒、流行性脑膜炎、百日咳、白喉、新生儿破伤风、猩红热、布鲁氏菌病、淋病、梅毒、钩端螺旋体病、血吸虫病、疟疾。对此类传染病要严格按照有关规定和防治方案进行预防和控制。

3. 丙类传染病

丙类传染病也称为监测管理传染病，包括流行性感冒、流行性腮腺炎、风疹、急性出血性结膜炎、麻风病、流行性和地方性斑疹伤寒、黑热病、包虫病、丝虫病，除霍乱、细菌性和阿米巴性痢疾、伤寒和副伤寒以外的感染性腹泻病。

传染病具有病原体性、传染性和流行性的特点。每种传染病都是由特异性病原体引起的，在一定条件下，会在人群中广泛传播蔓延。所以，控制传染病最高效的方式在于防控，控制传染源、切断传播途径、保护易感人群是传染病防控的三个关键环节。

（二）常见传染病

1. 流行性感冒

流行性感冒简称"流感"，是指由流感病毒引起的急性呼吸道传染病。流感发生的根本原因是人体感染流感病毒，流感病毒主要通过接触及空气飞沫传播。本病发病有季节性，病毒变异率高，人群普遍易感，在全世界已引起多次暴发流行。

流感起病急，患者全身症状较重，有高热、头痛、乏力、全身酸痛和眼结膜炎等症状，呼吸道症状（即咳嗽、流涕、打喷嚏、鼻塞等）较轻。

2. 肺结核

肺结核是指由结核分枝杆菌感染引起的发生在肺组织、气管、支气管和胸膜的呼吸道传染病。

肺结核主要通过呼吸道传播，健康的人吸入带有结核分枝杆菌的飞沫即可能被感染。吸烟、年龄过大或过小、使用免疫抑制剂或抗病能力减弱等因素，皆可增加结核病的感染风险。

肺结核一般起病缓慢，表现为咳嗽、咳痰、痰中带血或咯血等呼吸系统症状，可伴有午后低热、乏力、食欲减退、盗汗、女性月经紊乱等全身症状。

3. 严重急性呼吸综合征

严重急性呼吸综合征（SARS）又称传染性非典型肺炎，是由 SARS 冠状病毒引起的一种具有明显传染性，可累及多个脏器和系统，以肺炎为主要临床表现的急性呼吸道传染病。本病具有传染性强、人群普遍易感、病情进展快、预后较差和危害大的特点。

本病主要因人体感染 SARS 冠状病毒而引起，可通过短距离飞沫、气溶胶（悬浮在大气中的固态粒子或液态小滴物质的统称）或接触污染的物品传播。

本病潜伏期为 1~12 天，起病急骤，多以发热为首发症状，多数患者体温高于 38℃，可有寒战、咳嗽、少痰（偶有血丝痰）、心悸、呼吸困难甚至呼吸窘迫症状，可伴有肌肉关节酸痛、头痛、乏力、恶心、呕吐、腹泻等全身症状。

4. 新型冠状病毒感染

新型冠状病毒感染简称"新冠感染"，感染者最初出现的症状有发热、干咳、乏力，有的以嗅觉或味觉的减退或丧失为首发症状，有的会出现鼻塞、流涕、咽喉疼痛、肌肉酸痛，有的会出现消化系统症状，如恶心、呕吐、腹泻。

目前，人群对新型冠状病毒是普遍易感的，主要通过空气飞沫传播和密切接触传播，接触病毒污染的物品也有可能感染新型冠状病毒。该病在我国属于乙类传染病，为急性呼吸系统的传染病。

（三）机上应急处理方法

《突发公共卫生事件应急条例》第三十八条规定："交通工具上发现根据国务院卫生行政主管部门的规定需要采取应急控制措施的传染病患者、疑似传染病患者，其负责人应当以最快的方式通知前方停靠点，并向交通工具的营运单位报告。交通工具的前方停靠点和营运单位应当立即向交通工具营运单位行政主管部门和县级以上地方人民政府卫生行政主管部门报告。卫生行政主管部门接到报告后，应当立即组织有关人员采取相应的医学处置措施。交通工具上的传染病患者密切接触者，由交通工具停靠点的县级以上各级人民政府卫生行政主管部门或者铁路、交通、民用航空行政主管部门，根据各自的职责，依照传染病防治法律、行政法规的规定，采取控制措施。"

在飞机运行中，凡发现传染病患者、疑似传染病患者或病原携带者时，机组应按下列程序操作。

1. 报告

乘务员应立即向乘务长或直接向机长报告以下内容。

（1）患病旅客的主要症状、体征、发病人数。

（2）座位号、姓名、年龄，目前采取的救护措施，是否有生命危险。

（3）机上旅客总数、患病旅客周围是否有其他旅客、有无症状。

（4）机上 VIP 旅客人数、常旅客人数、外籍旅客人数、儿童人数。

（5）机组成员是否被传染，目前采取的防护措施。

2. 隔离保护

对污染源或患者的临时隔离及舱内人员健康保护措施如下所述。

（1）立即封锁患者、疑似患者、病原携带者所在舱位，尽量将患病旅客转移到后三排隔离，禁止各机舱间人员流动，控制机组人员进出驾驶舱。

（2）实施应急医学措施，提供专用吐泻容器。封闭被污染的厕所，并对吐泻物及排泄物采样留验，由专人处理。

（3）对污染或者可能被污染的环境和患者的分泌物、排泄物进行消毒处理。

（4）单独收集可能被污染的物品，并交地面防疫部门处理。维持客舱内的秩序，并向旅客婉转说明情况。利用机上现有条件，对必须接触患者的人员进行必要的个人防护（如戴手套、口罩，穿隔离衣等）。

3. 机舱环境消毒处理

（1）向机长报告患者情况、目的地等，由机长通知前方到达站机场准备消毒事宜。

（2）将患传染病的旅客使用过的东西放入塑料袋中，待下机后交相关部门处理。

（3）及时、准确地向卫生防疫部门提供患传染病旅客的座位号，及其周围环境，以利于防疫部门进行消毒处理。

（4）遵守到达站机场防疫部门的隔离和检疫措施。

（5）乘务长在航后填写"机上事件报告单"，将检疫传染病患者、病原携带者、疑似检疫传染病患者和与其密切接触者，以及其他需要跟踪观察的旅客名单，交上级卫生行政部门。

二、食物中毒

食物中毒指食用了被有毒有害物质污染的食品或者食用了含有毒有害物质的食品后出现的急性、亚急性疾病，属于食源性疾病的范畴。食物中毒包括细菌性食物中毒、细胞性食物中毒、化学性食物中毒等。食物中毒不包括因暴饮暴食而引起的急性胃肠炎、食源性肠道传染病（如伤寒）和寄生虫病（如囊虫病），也不包括因一次大量或者长期少量摄入某些有毒有害物质而引起的以慢性毒性为主要特征（如致畸、致癌、致突变）的疾病。食物中毒通常都是在中毒者不知情的情况下发生的。

（一）主要临床表现

（1）患者曾共同食用被细菌或毒素污染的食物，故多数同时发病，并且症状基本一致。

（2）潜伏期短，患者多数在进食 2~5 小时后发病。

(3)有明显的季节性,一般多发生于夏季和秋季。

(4)临床表现主要是急性胃肠炎症状,如头晕、恶心呕吐、腹痛、腹泻,可伴有发热症状。

(二)防治措施

(1)报告机长并广播找医生,利用机上现有条件对中毒人员进行急救。

(2)封存可能导致食物中毒的食品、对其余机上配餐进行留样、对患者吐泻物采样和留样,以备检验。

(3)乘务长在航后填写机上事件报告单。

民航担当

战"疫"冲在前,服务"有温度":他们是最美"蓝天逆行者"

"这个社会需要正能量的榜样。今年,南航客舱部一万七千多人都奋战在一线,这其中的正能量,我觉得在未来是可以传承下去的。"谈起2020年这不平凡的一年,南航客舱部主任乘务长田静的眼神温和而坚定。自新冠疫情暴发以来,田静执行了57次急难险重特殊包机任务,接回滞留海外同胞500余人,运送医疗物资6.7吨。2020年9月,她获得了全国抗击新冠疫情先进个人称号。

2月1日零时37分,田静清晰地记得这个时间点。当时,南航客舱运行信息发布平台突然向全体乘务员发出通知:"南航将于2月1日执行从泰国普吉到武汉的包机,接回120名武汉旅客。现面向党员干部和全体乘务员发出执行急难险重航班集结令!"这是自新冠疫情暴发以来,南航首次赴海外执行接回滞留同胞的任务,也是田静首次身着防护服执行航班任务。她在"请战书"上写道:"我是一个武汉人,也是一名党员,在特殊时期必须坚守工作岗位,冲在前,干在前!"

让田静感动的是,集结令发出后,微信群里很快"炸了锅"。田静说:"屏幕上是清一色的'我报名''我也去',这其中还有很多'90后''95后'的年轻人。"

没有从天而降的英雄,只有挺身而出的凡人。"当时对疫情的了解不像现在这么全面,说不紧张,那是不可能的。"在主动请缨后,收到执行从泰国曼谷到武汉包机任务通知的晚上,主任乘务长陈北丹紧张得睡不着。

等真正到了飞机上,陈北丹就将紧张和恐惧全抛到了脑后。"我作为一名基层党员干部,经验还算丰富。我不带头谁带头?与白衣天使相比,我们的付出都不算什么。"陈北丹说。

在新冠疫情期间执行航班任务,有很多需要特别注意的细节。为此,南航客舱部组织了线上直播课,由有经验的人员介绍经验,将"攻略"在部门内推广开来;还从心理和生活两个方面,为有需要的空乘人员提供帮助,如组织党员干部帮忙代购生活物资,举办"接你回家"活动。

南航客舱部乘务七部经理吕玉彬就参加过多次线上直播课。自新冠疫情暴发以来,吕玉彬多次主动申请,执行飞往湖北武汉、伊朗德黑兰等地的急难险重航班任务。作为部门管理人员,吕玉彬发现,面对疫情,整个团队斗志更加昂扬。她在不少"90后""95后"乘务员身上看到了蝶变,乘务长孙旻皓就是其中之一。

自新冠疫情暴发以来,孙旻皓先后执行了五次疫情保障包机任务,包括2月1日从普吉到武汉的第一趟包机。报名的时候,孙旻皓并没有告诉父母。他说:"当时也没有考虑太多。执行完任务后,我跟父母说了这件事情,父亲告诉我,这是正确的选择,这给了我更多的信心和勇气。"经此一事,在这份做了 5 年的工作中,孙旻皓找到了新的使命感。他说:"我们的工作,不只是为旅客做好服务,还要多与旅客沟通。我们就像'摆渡人',要把旅客平安送到目的地,提供'有温度'的服务。"

2020 年,南航集团共投入 16383 个航班参与抗疫人员和物资运输工作,共运送医护人员 20998 人次,接回滞留同胞等人员 20998 人次,运输抗疫物资 27432.6 吨。同年 10 月,南航客舱部荣获广东省抗击新冠疫情先进集体称号,南航客舱部党委成为广东省先进基层党组织表彰对象。

工作任务

熟悉机上突发公共卫生事件的处置措施。

任务准备

1. 复习机上公共卫生事件等相关内容。
2. 查找《突发公共卫生事件应急条例》《中华人民共和国传染病防治法》《国内交通卫生检疫条例》《国家突发公共卫生事件总体应急预案》等相关资料。
3. 收集关于机上突发公共卫生事件的相关新闻或案例。

任务实施

请根据搜索到的案例或新闻,进行角色扮演,模拟进行机上突发公共卫生事件处置。

任务评价

任务评价主要从学习态度、各组情景模拟作品质量、各小组成员沟通协作能力、参与讨论主动性,以及对传染病患者隔离、机舱环境消毒等几个方面进行评价,详细内容如表 3-7 所示。

表 3-7　机上突发公共卫生事件处置工作任务评价表

班　级		姓　名		
评价项目	评定标准		分值	得分
学习态度	学习态度认真,积极主动,方法多样		10	
思政素养	热爱空中乘务工作,体现较强的敬业精神,有较强的服务理念和服务意识,有良好的职业习惯		10	
协调能力	与小组成员、同学之间能够合作交流,协调工作		10	
报告	能够正确口述机上遇重大传染病时乘务员向乘务长或机长报告的具体内容		20	

续表

班　级			姓　名		
评价项目	评定标准			分值	得分
传染病患者隔离	能够正确进行发现传染病患者、疑似传染病患者或病原携带者时，机组人员处置操作			20	
机舱环境消毒	能够及时做好上报工作，通知相关部门处理			20	
工作完整	情境表演完整，能够按时完成任务			10	
	合计			100	
综合评价	自评（20%）	小组互评（30%）	教师评价（50%）	综合得分	

随堂检测

扫码检测